J'arrête de fumer sans grossir

Mon programme en 6 semaines

Édition : Émilie Choupin
Relecture : Nathalie Reyss
Maquette : Patrick Leleux PAO
Design de couverture : Constance Clavel
Image de couverture : Shutterstock

10 place des Cinq-Martyrs-du-Lycée-Buffon
75015 Paris – France
ISBN : 979-10-285-2609-2

CLAIRE DORAY
diététicienne-tabacologue
Avec la collaboration d'Alix Lefief-Delcourt
Préface de Sybille Montignac

J'arrête de fumer SANS GROSSIR

MON PROGRAMME EN 6 SEMAINES

LEDUC

Sommaire

Préface

Avec Claire Doray, tout a commencé en 2010 lorsqu'elle a rejoint mon équipe de diététiciennes pour travailler sur le programme de coaching de la méthode Montignac. Son expérience dans la nutrition-santé tournée vers une alimentation à index glycémique bas a d'abord retenu toute mon attention (c'était assez rare à l'époque). Mais ce qui a vraiment fait la différence avec les autres candidats, ce fût sa joie de vivre et sa bonne humeur hors du commun. Je me souviens m'être demandée un jour si toute cette positivité n'était pas un peu surjouée mais je me suis rapidement rendu compte que ce non : Claire est bel et bien une jeune femme qui voit toujours le verre à moitié plein. Cet esprit positif à toute épreuve est sans nul doute sa signature et elle en fait profiter chaque personne qu'elle accompagne en tant que diététicienne-tabacologue. Cher lecteur : vous êtes entre de bonnes mains !

Étant la fille d'un nutritionniste, j'ai eu la chance de toujours bien manger et d'avoir presque de façon innée de bonnes habitudes alimentaires. Faire les bons choix alimentaires et acquérir les bons réflexes de santé n'est donc pas difficile pour moi. Pour autant, fumeuse pendant 10 années, je n'ai pas échappé à la prise de poids lors de mon arrêt du tabac. Après deux tentatives qui se sont avérées vaines, j'ai finalement arrêté de fumer en ayant recours à l'acupuncture japonaise. Pour tout vous dire, j'ai oublié la date précise de ce mois de décembre 2014 qui a marqué le début de ma vie de non-fumeuse, mais selon Claire Doray, cela est plutôt très bon signe quant à mon avenir vis-à-vis du tabac !

D'après mon expérience en tant que diététicienne, je peux dire que sans accompagnement et sans véritable programme spécifique, il est très difficile d'échapper à la prise de poids lorsque l'on arrête de fumer, bien que cela ne soit pas inéluctable. Pour y parvenir, il est selon moi indispensable de bien comprendre les modifications physiologiques et psychologiques qu'entraîne le tabac. Elles sont d'ailleurs parfaitement expliquées et détaillées dans la première partie de ce livre. Comprendre l'impact de la cigarette sur mon poids m'a permis de ne pas me servir de ce prétexte pour en repousser l'arrêt : j'étais déterminée à en finir avec la cigarette et ce, malgré la prise de quelques kilos.

Je me souviens très bien de l'angoisse que j'ai éprouvée juste avant la date de mon rendez-vous chez l'acupuncteur. J'avais l'impression que je me préparais à une intense rupture : mon émotion était semblable à celle que l'on éprouve quand on se prépare à faire le deuil d'une personne très chère… Aujourd'hui, avec le recul, je suis absolument convaincue qu'avec une très bonne préparation mentale et les astuces et outils proposés dans ce livre, ne plus jamais retoucher à une cigarette sans prendre de poids est un projet réalisable. Je suis certaine que la lecture de cet ouvrage m'aurait beaucoup aidée moi-même.

Alors certes, je vous mentirais en vous disant que c'est facile, en revanche je peux vous affirmer que c'est possible et que plus le temps passe, moins vous aurez envie de fumer. Vous découvrirez dans les pages qui suivent de nombreuses informations qui vous guideront pas à pas et vous permettront de réussir le pari d'arrêter de fumer sans prendre de poids. Bonne lecture !

Sybille Montignac

Introduction

« La prise de poids à l'arrêt du tabac vient uniquement des "stoppeurs[1]" mais pas des ex-fumeurs. »

Professeur Robert Molimard

Il ne peut y avoir de meilleure introduction à cet ouvrage que ce constat du professeur Molimard, père de la tabacologie en France. Il a consacré sa vie aux fumeurs, lancé les premières recherches sur le tabac dans notre pays et créé le premier enseignement mondial en tabacologie. Diététicienne tout juste diplômée, j'ai eu l'honneur de faire partie de ses élèves. Sans le savoir, en évaluant mon mémoire de fin d'études[2] – « 19/20, mériterait publication » –, il a semé il y a quinze ans la graine à l'origine de ce livre. Pour la faire germer, il m'aura fallu, durant tout ce temps, travailler notamment avec Michel Montignac, pionnier des index glycémiques en France

1. Les « stoppeurs » sont ceux qui arrêtent de fumer durant une période plus moins longue, mais qui finissent par fumer à nouveau, par opposition aux « ex-fumeurs » qui arrêtent de fumer définitivement.
2. « Le problème du snacking (grignotage) lors du sevrage tabagique : essai sur ses origines et sur ses solutions », Paris, 2008.

et reconnu mondialement pour avoir prouvé scientifiquement leur rôle dans la perte de poids, ainsi qu'avec sa fille, Sybille Montignac, et le docteur Yann Rougier, médecin spécialiste, passionné de neurosciences appliquées et de neuro-nutrition. Au travers des programmes de coaching et de mes consultations en nutrition et tabacologie, j'ai transmis à des milliers de personnes les clés et les outils pour les aider à retrouver leur poids de forme, mais aussi pour arrêter de fumer sans prendre de poids.

Comme la majeure partie des fumeurs qui consultent à mon cabinet, vous êtes sans doute persuadé(e) que si vous arrêtez de fumer, vous allez grossir. Je tiens à vous rassurer sur ce point : la prise de poids à l'arrêt du tabac n'est pas inéluctable… à condition d'être bien préparé(e). C'est précisément ce que je vous propose dans cet ouvrage. Vous pensiez découvrir un régime alimentaire pour éviter de prendre du poids à l'arrêt du tabac ? Détrompez-vous : il s'agit d'un programme de préparation en plusieurs étapes pour activer pas à pas les deux clés qui vous permettront d'arrêter de fumer sans prendre de poids : votre motivation et votre confiance en vous. Dans chacune des parties, vous trouverez des outils pratiques ainsi que des exercices pour vous préparer mentalement à déjouer les pièges du tabac et éviter toute prise de poids.

Vous êtes aussi sans doute persuadé(e) que ce n'est qu'une question de volonté. Regardez votre montre, gonflez au maximum vos poumons et retenez votre souffle. Persévérez pour tenir le plus longtemps possible. Faites preuve de volonté. Soyez sûr(e) que vous réussirez à vous surpasser ! Vous n'avez pas réussi à tenir plus de quelques dizaines de secondes ?

Est-ce alors que vous manquez de volonté ? Si fumer devient rapidement un automatisme, « défumer [3] » est également automatique, dès lors que la motivation est suffisante, comme un fruit se décroche de l'arbre quand il est suffisamment mûr. Mais alors comment atteindre ce niveau de maturation suffisant ? Comme l'explique si bien le professeur Molimard, « défumer n'est pas simplement ne pas fumer et serrer les dents en attendant que ça passe ». Le fumeur doit entreprendre un travail actif sur lui-même, une sorte de préparation mentale – comme un sportif professionnel se prépare à sa victoire. Car quand on commence à fumer, on n'a plus le choix de la suite : le cerveau prend rapidement les commandes malgré notre volonté. À ce sujet, vous qui fumez, vous dites souvent : « J'ai **envie de fumer.** » Mais, avec du recul, avez-vous vraiment le choix ? N'avez-vous pas plutôt **besoin de fumer** ?

Dans la première partie – **Tabac et sevrage tabagique : les raisons de la prise de poids** –, vous découvrirez comment le tabac a modifié les réactions de votre cerveau ainsi que votre physiologie et vos habitudes alimentaires. L'objectif est de comprendre les mécanismes du tabagisme pour trouver par la suite vos propres stratégies et reprendre le contrôle sur le tabac, mais aussi devenir pleinement acteur(trice) de votre propre poids.

Dans la deuxième partie – **Arrêter de fumer sans prendre de poids : les clés pour réussir** –, je vous transmets les 10 règles d'or de la nutrition pour arrêter de fumer sans faire bondir l'aiguille de votre balance, ainsi que les techniques

3. « Défumer » est un néologisme proposé par le professeur Molimard pour désigner le travail actif et enrichissant qui permet au fumeur d'atteindre l'état d'ex-fumeur.

d'aide au sevrage tabagique qui vous permettront de faire votre propre choix, en conscience. Vous y découvrirez également des astuces naturelles pour vous aider à résister à l'envie de fumer et de grignoter.

Dans la troisième et dernière partie – **Mon programme en 6 semaines** –, vous entrerez dans le vif du sujet et découvrirez votre programme de préparation physique et mentale détaillé en plusieurs phases : un programme digne d'un sportif de haut niveau. Vous y trouverez également de nombreux outils et conseils pour atteindre votre objectif.

Ne soyez pas tenté(e) d'aller trop vite et de passer le début de ce livre, prenez le temps de bien lire chaque partie car elles ont toutes autant d'importance dans votre processus de maturation. Une première lecture est toujours rapide : on veut connaître la fin et, dans votre cas précis, vous souhaitez savoir si « ça marche ». Lisez donc ce livre une première fois, marquez les pages qui sont importantes pour vous et faites les exercices. Puis relisez-le, recommencez les exercices et reprenez les pages que vous avez relevées. Cela fait partie de votre entraînement, ce fameux travail personnel qui vous permettra de mûrir progressivement pour vous défaire du tabac comme le fruit qui se décroche de l'arbre, le moment venu. Donnez-vous le temps nécessaire et faites-vous confiance.

PARTIE 1
TABAC ET SEVRAGE TABAGIQUE : LES RAISONS DE LA PRISE DE POIDS

Fumeur ou non, tout le monde est d'accord sur un point : arrêter de fumer fait grossir. Cette évidence est telle que la prise de poids constitue pour les fumeurs un frein psychologique majeur à l'arrêt du tabac. C'est peut-être d'ailleurs un véritable obstacle pour vous, voire la principale raison qui vous décourage d'arrêter. Et vous n'êtes pas seul(e) : si plus d'un fumeur sur deux souhaite arrêter de fumer [4], la peur de la prise de poids constitue un des obstacles les plus courants, avec la peur des symptômes de manque et de l'échec [5].

---

4. Santé publique France, Bulletin épidémiologique hebdomadaire n° 8, 26 mai 2021.
5. H.-J. Aubin, A. Luquiens, P. Dupont, A. Borgne, « Stratégies thérapeutiques contre la dépendance tabagique », *La Revue du praticien*, 2012.

D'où vient cette peur de grossir à l'arrêt du tabac ? Avant les années 1990, lorsque la publicité pour le tabac était permise (elle a été interdite par la loi Évin du 10 janvier 1991), les industries du tabac ont mis en scène des mannequins et des célébrités aux silhouettes élancées, avec une cigarette à la main ou à la bouche dans le but de promouvoir la consommation du tabac. C'est ainsi que ces industriels ont savamment participé à renforcer l'idée selon laquelle le tabac est un fidèle allié pour avoir une silhouette de rêve et rester mince.

La réalité, quant à elle, est légèrement différente, et il est important de comprendre, dans un premier temps, quels sont les véritables liens entre le tabac (et son arrêt) et le poids.

Combien de kilos prend-on à l'arrêt du tabac ?

Une prise de poids variable, mais pas inéluctable

Vous avez très certainement rencontré des personnes qui ont pris beaucoup de poids en arrêtant de fumer et cela ne vous aide certainement pas à sauter le pas. Soyons francs : prendre 6 ou 8 kg, voire 12 ou 13 kg, a de quoi décourager Pour autant, la prise de poids à l'arrêt du tabac n'est pas inévitable, et les chiffres sont même plutôt encourageants !

Une méta-analyse franco-britannique [6] réalisée par le Pr Henri-Jean Aubin et son équipe de l'hôpital Paul-Brousse, à Villejuif, sur 62 études portant sur le lien entre sevrage tabagique et prise de poids, montre que, un an après le sevrage tabagique :

- 16 % des ex-fumeurs ont perdu du poids ;
- 37 % des ex-fumeurs ont pris jusqu'à 5 kg ;
- 34 % des ex-fumeurs ont pris entre 5 à 10 kg ;
- 13 % des ex-fumeurs ont pris plus de 10 kg.

Cette méta-analyse souligne aussi que la prise de poids serait très rapide durant les deux premiers mois, avec un gain cumulé de 3,4 kg en moyenne. Dès le troisième mois cependant, elle commence à ralentir, avec une prise de 600 g en moyenne sur le mois. La prise de poids, quand elle a lieu, survient donc immédiatement après l'arrêt du tabac, dès lors que les mécanismes physiologiques du sevrage se mettent en place. Vous saurez donc très vite si vous faites partie de ceux qui prendront ou ne prendront pas de poids : les deux premières semaines de sevrage sont décisives.

À l'évidence, tous ces résultats ne permettent pas de prédire combien de kilos vous prendrez à l'arrêt du tabac. Ils ne permettent évidemment pas non plus de visualiser si, sans ce programme de 6 semaines, vous auriez pris du poids ! Cependant, ils permettent de bien prendre conscience qu'arrêter de fumer n'induit pas nécessairement une prise de poids et que lorsque celle-ci a lieu, elle est très variable d'un individu à un autre. S'il n'est pas possible de prévoir l'éventuelle

6. H.-J. Aubin, G. Lagrue, P. Legeron *et al.*, « Weight Gain in Smokers after Quitting Cigarettes: Meta-Analysis », *British Medical Journal*, 2012.

prise de poids à l'arrêt du tabac, des études[7] révèlent que vous risquez de prendre du poids si :

- vous êtes un gros fumeur (plus de 15 cigarettes par jour) ;
- vous avez moins de 55 ans ;
- vous êtes une femme ;
- vous avez des apports énergétiques importants ou, au contraire, vous restreignez vos apports alimentaires durant la période de tabagisme ;
- vous êtes sédentaire.

Plus rassurant encore : **les individus qui prennent du poids à l'arrêt du tabac ne font en réalité que retrouver leur poids physiologique normal.** Il existe en effet une relation inverse entre le tabagisme et le poids corporel : le poids des fumeurs est inférieur de 2,5 à 5 kg (en moyenne 3,2 kg)[8] à celui des non-fumeurs. Comprenez bien : **un fumeur a un poids artificiellement inférieur à celui qu'il aurait s'il ne fumait pas**. À l'arrêt du tabac, les mécanismes métaboliques qui induisaient le sous-poids cessent, l'organisme retrouve donc son fonctionnement normal et le poids remonte jusqu'à revenir à sa valeur « normale ». C'est la raison pour laquelle vous avez peut-être déjà rencontré des personnes qui n'ont pas pris de poids ou ont même maigri en arrêtant de fumer. Dans une étude américaine[9] menée pendant dix ans sur

---

7. C. Filozof, M. C. Fernandez Pinilla, A. Fernandez-Cruz, « Smoking Cessation and Weight Gain », *Obesity Reviews*, 2004 ; Aubin *et al.*, *op. cit.*
8. A. Molarius, J. C. Seidell, K. Kuulasmaa, A. J. Dobson, S. Sans, « Smoking and Relative Body Weight: an International Perspective from the WHO MONICA Project », *The Journal of Epidemiology and Community Health*, 1997 ; J.-M. Lecerf, « Tabagisme et poids », *La Lettre du pneumologue, Vol. XIII, n° 4, juillet-août 2010.*
9. D. F. Williamson, J. Madans, R. F. Anda, J. C. Kleinman *et al.*, « Smoking Cessation and Severity of Weight Gain in a National Cohort », *The New England Journal of Medicine*, 1991.

1 000 fumeurs et non-fumeurs, les chercheurs montrent ainsi que **la prise de poids des fumeurs est en moyenne de 2,8 kg pour les hommes et de 3,8 kg pour les femmes, leur poids rejoignant celui des non-fumeurs, c'est-à-dire celui qu'ils auraient eu s'ils n'avaient pas fumé**.

Le paradoxe du fumeur

Les fumeurs ont, en règle générale, une alimentation moins bien équilibrée – avec un attrait pour les produits gras, salés et sucrés – que les non-fumeurs mais, contrairement aux attentes, sur une population homogène d'individus, les premiers sont statistiquement plus minces que les seconds. Comme nous allons vous l'expliquer, ce paradoxe est en lien direct avec le nouvel équilibre biologique induit par le tabac et explique les raisons de la prise de poids à l'arrêt de celui-ci. Petite explication des mécanismes d'action et des modifications physiologiques qui s'opèrent lorsque l'on fume…

➲ Pourquoi le fumeur mange-t-il mal ?

En règle générale, le fumeur dépendant a une alimentation bien particulière, plutôt déstructurée tant au niveau du rythme de ses repas que de leur composition nutritionnelle.

- Il aime les viandes grasses et, de manière générale, les aliments riches en lipides, qui lui paraissent plus goûteux.
- Il préfère manger des aliments généreusement épicés.

▶ Il n'hésite pas à ajouter du sel dans tous ses plats pour en relever la saveur.
▶ Il consomme relativement peu de légumes et de fruits, qui lui paraissent insipides.
▶ Il saute plus souvent le petit déjeuner.
▶ Il a davantage tendance à sauter le déjeuner alors que le repas du soir s'avère particulièrement copieux et riche.
▶ Il grignote généralement plus que le non-fumeur.
▶ Il boit aussi plus d'alcool et de café.

Ces caractéristiques s'expliquent par différents facteurs, et en particulier par le fait que le fumeur a une perception des saveurs beaucoup moins développée que le non-fumeur. La cigarette provoque en effet des altérations significatives plus ou moins importantes du goût et de l'odorat, et cela pour plusieurs raisons.

• Elle est l'un des facteurs – avec l'alcool, un surdosage en vitamine C de synthèse et certains médicaments – qui **inhibent l'absorption de la vitamine B12** [10], une vitamine impliquée dans la régénération du bourgeon gustatif (organe récepteur du goût) et de l'épithélium lingual (cellules de la langue). C'est pourquoi une carence en vitamine B12 est souvent constatée chez le fumeur.

• Le fait de fumer provoque **un déficit en zinc**, le chlorure de cadmium, un des métaux lourds contenus dans le tabac, entrant en compétition avec celui-ci. Or, il a été démontré expérimentalement qu'un déficit en zinc provoque des

10. S. D. McConnell, R. I. Henkin, « Altered Preference for Sodium Chloride, Anorexia, and Changes in Plasma and Urinary Zinc in Rats Fed a Zinc-deficient Diet », *The Journal of Nutrition*, 1974.

modifications gustatives et les troubles du goût qui sont associées à des lésions au niveau du bourgeon gustatif[11].
• Les muqueuses buccale et nasale sont également endommagées par **la chaleur de la fumée à chaque bouffée**, entraînant une altération des papilles gustatives et une détérioration progressive des lobules olfactifs.
• **D'autres substances irritantes**, issues de la combustion du tabac, seraient aussi à l'origine de ces troubles.

Cette altération du goût et de l'odorat favorise l'attirance du fumeur pour des aliments plus goûteux, souvent plus gras. Il va se tourner vers les produits les plus « palatables », ceux qui sont agréables en bouche de par leur texture et leur saveur. Or, ces aliments sont pour la plupart à teneur élevée en sucre et en graisses : barres chocolatées, biscuits, gâteaux, viennoiseries, crèmes glacées et produits (ultra) transformés en tout genre. Le régime du fumeur est donc trop gras, trop riche en épices, en sucre et en sel ; il est en revanche peu riche en fruits, légumes, céréales et produits laitiers, qui lui paraissent trop fades. Cela explique les manques en antioxydants (composés permettant de lutter contre les radicaux libres) et en diverses vitamines (A, B, C et E notamment) souvent constatés chez les fumeurs.

Cette attirance pour ces produits de mauvaise qualité nutritionnelle perdure dans les jours qui suivent l'arrêt du tabac, le temps que les papilles gustatives et olfactives se

11. A. M. Preston, « Cigarette Smoking-Nutritional Implications », *Progress in Food and Nutrition Science*, 1991. H. Milnerowicz *et al.*, « Levels of Cd, Pb in Blood and Zn, Cu, Cd, Pb in Amniotic Fluid of Tobacco Smoking Women during Pregnancy Complicated Oligohydramnios or Premature Rupture of Membranes », *Ginekologia Polska*, 2000.

régénèrent. Il vous faut compter environ 15 jours pour retrouver de bonnes perceptions gustatives. En attendant, certains aliments vous paraîtront toujours sans aucune saveur, en particulier les fruits et les légumes. Vous continuerez donc, pendant cette phase, d'être tenté(e) par les aliments très sucrés et/ou très gras notamment. Ces aliments induisent une libération de sérotonine qui provoque une envie accrue de réitérer l'expérience, c'est pourquoi vous devrez redoubler de vigilance durant les 15 premiers jours de sevrage.

➲ Pourquoi reste-t-il paradoxalement plus mince ?

Le sous-poids du fumeur, malgré cette alimentation déséquilibrée, peut s'expliquer par différents facteurs.

• En premier lieu, **la consommation de tabac induit une augmentation du métabolisme de base** qui correspond à l'énergie minimale dont le corps a besoin au repos pour assurer ses fonctions vitales (alimenter le cœur et le cerveau, assurer la digestion, la respiration, maintenir une température optimale, etc.). En d'autres termes, quand on fume, on brûle plus d'énergie (calories), même sans faire d'activité supplémentaire. Fumer un paquet de cigarettes consomme autant d'énergie (de calories) que nager 20 minutes ou marcher d'un bon pas pendant une demi-heure.

• En second lieu, **le tabac freine la lipogenèse** – c'est-à-dire la fabrication des graisses – **et favorise la métabolisation des réserves adipeuses**. En d'autres mots, la mise en réserve de l'énergie sous forme de graisses est diminuée et la graisse de stockage est plus facilement éliminée.

• Enfin, **la nicotine augmente la glycémie à chaque cigarette fumée, ce qui diminue la sensation de faim.** Le même phénomène est produit physiologiquement par le cortisol matinal, ce qui explique qu'on n'ait pas envie de manger tôt le matin.

Le grand fumeur « classique » dispose donc d'un appétit modéré et d'un métabolisme augmenté qui, en plus de fabriquer peu de graisses, les déstocke plus facilement.

CE QU'IL FAUT RETENIR

- Les fumeurs ont en moyenne un poids inférieur à celui des non-fumeurs de l'ordre de 3,2 kg. Cette différence augmente avec la durée du tabagisme et avec l'âge.
- À l'arrêt du tabac, la prise de poids n'est pas systématique ni inéluctable. Elle est très variable d'une personne à une autre (certaines personnes ne grossissent pas, tandis que d'autres prennent plus de 10 kg).
- Contrairement aux idées reçues, la prise de poids moyenne à l'arrêt du tabac est le plus souvent modérée : + 2,8 kg pour les hommes et + 3,8 kg pour les femmes.
- Les individus qui prennent du poids ne font, en réalité, que retrouver leur poids physiologique normal.
- La prise de poids la plus importante a lieu durant les deux premiers mois. Par la suite, la courbe de poids se stabilise et parfois même redescend.

Les modifications physiologiques qui expliquent la prise de poids

La prise de poids à l'arrêt du tabac s'explique par la conjonction de plusieurs facteurs :
- l'augmentation de l'appétit (arrêter de fumer vous amène à manger plus en quantité) ;
- la diminution du métabolisme de base (vous brûlez moins de calories au repos) ;
- la diminution de la lipolyse (vous brûlez moins vos graisses) et l'augmentation de la lipogenèse (vous stockez plus).

Étudions plus en détail ces différents facteurs afin de bien comprendre les rouages du tabagisme sur votre poids.

L'augmentation de l'appétit

➲ La nicotine est un véritable imposteur !

La caractéristique d'un imposteur est de prendre la place de quelqu'un, de faire croire qu'il en a les caractéristiques ou les capacités sans que ce soit vraiment le cas. C'est en ce sens que la nicotine est un véritable imposteur car elle fait croire aux récepteurs du système nerveux qu'elle a les caractéristiques de l'acétylcholine, un neurotransmetteur (autrement dit, un messager chimique) important pour l'attention, la mémoire ou encore l'humeur. Elle déclenche ainsi une cascade d'effets parasympathiques (relaxants) à faible dose et certains effets sympathiques (stimulants) à forte dose. La nicotine augmente également la sécrétion de cortisol, ce qui induit une augmentation de la glycémie (taux de sucre dans le sang). Le cortisol est en effet normalement sécrété lorsque la glycémie baisse en dessous de 0,60 g/l. En d'autres termes, l'organisme « croit » qu'il manque de sucre dans le sang, et donc augmente sa glycémie, alors que cela n'est pas physiologiquement nécessaire.

Donc, **chaque fois que vous fumez, vous augmentez votre taux de nicotine mais également votre taux de sucre dans le sang.** Le glucose est alors libéré dans la veine porte et est détecté par des cellules spécialisées qui sont connectées au système nerveux périphérique. Ce dernier, *via* des neurotransmetteurs, délivre alors à votre cerveau le (faux !) message « glucose disponible », ce qui se traduit par une activation de l'hypothalamus. À ce stade, vous vous demandez probablement en quoi cela pose problème. Vous allez vite le comprendre...

L'hypothalamus est la région de votre cerveau qui est directement impliquée dans le contrôle des sensations de faim et de satiété. À chaque cigarette, vous diminuez progressivement votre sensation de faim : c'est l'effet coupe-faim. À l'arrêt du tabac, les fumeurs sont privés de ces effets hyperglycémiants de la nicotine. Conséquence : leur glycémie diminue le temps que l'organisme retrouve ses mécanismes de fonctionnement normal. De manière générale, une hypoglycémie se manifeste par de multiples symptômes : fatigue, pâleur, coup de pompe, fringale, besoin de manger du sucre, tremblements, maux de tête, nervosité, etc. Autant de symptômes qu'on associe, en période de sevrage, au manque de nicotine en lui-même, mais qui sont en réalité précisément liés à la privation du pouvoir hyperglycémiant de la nicotine. Or, vous l'avez très certainement déjà expérimenté : quand on se retrouve en hypoglycémie, on a terriblement faim. Le défumeur ne cède donc pas à un caprice, à une envie de manger : il a véritablement faim ! Il se tourne alors vers les produits sucrés pour remonter sa glycémie et éviter les effets désagréables de l'hypoglycémie.

LE CAS DES HYPOGLYCÉMIQUES CONSTITUTIONNELS

Une étude[12] coordonnée par le professeur Molimard a permis de faire le lien entre glycémie à jeun et résultat au sevrage (succès ou rechute). Les résultats montrent que les personnes ayant réussi à arrêter de fumer avaient une glycémie à jeun plus élevée que les personnes qui n'y sont pas parvenues. En d'autres termes, les personnes qui ont une glycémie naturellement basse ont trouvé dans la cigarette une sorte d'automédication pour éviter les malaises hypoglycémiques. À l'arrêt du tabac, elles ne supportent pas d'être privées des effets hyperglycémiants de la nicotine.

Dans mon mémoire de fin d'études de tabacologie et aide au sevrage tabagique, je suggère que les personnes hypoglycémiques constitutionnelles sont davantage sujettes au grignotage intempestif et à la consommation de produits sucrés pour des raisons physiologiques évidentes : elles tentent naturellement de lutter contre les hypoglycémies à répétition et leurs symptômes désagréables. Cette hypothèse a été soutenue par le professeur Molimard en 2008.

12. R. Molimard, B. Varsat, C. Martin *et al.*, « Glycémie et tabagisme. Étude sur 3 114 sujets », *Alcoologie*, 1997.

Ainsi, si vous avez tendance à allumer très tôt une cigarette le matin, si vous avez des fringales avec des petits malaises tant que vous n'avez pas fumé, vous faites peut-être partie de ces fumeurs hypoglycémiques constitutionnels. Vous pouvez en parler au médecin : il fera sans doute doser votre glycémie (à jeun et sans avoir fumé), d'autant que ces signes peuvent traduire un diabète débutant. La mise en place d'une alimentation à IG (index glycémique) bas (dont les principes vous sont expliqués en détail dans la seconde partie de cet ouvrage) sera d'autant plus importante. Il s'agira de soutenir le travail de votre pancréas en évitant que votre glycémie monte de manière trop importante et provoque des hypoglycémies réactionnelles par hypersécrétion d'insuline.

Hypoglycémiques constitutionnels ou non, les produits de snacking (barres chocolatées, gâteaux, bonbons, etc.) sont de fabuleux candidats pour remonter efficacement la glycémie : en plus d'augmenter de manière intense le taux de sucre dans le sang, ils sont faciles à transporter, rapides à consommer et aisément disponibles. Par ailleurs, ils ne nécessitent pas de préparation préalable (ni cuisson, ni chauffage) et peuvent être consommés dans presque toutes les circonstances. Sans compter que les industriels multiplient leurs techniques de vente en les plaçant à des endroits stratégiques dans les supermarchés, en les proposant dans tous les distributeurs et en imaginant des publicités toutes plus tentantes les unes que les autres. Vous avez aussi très certainement remarqué que les promotions et les lots concernent rarement les fruits et les légumes, les amandes ou le quinoa ! Et puis, soyons honnêtes : en cas de faim irrépressible, qui préfère des haricots verts à des biscuits ou à une glace ?

➲ Quand le sommeil s'en mêle

« Qui dort dîne » avait remarqué la sagesse populaire. Et qui ne dort pas assez mange davantage ! C'est ce qui ressort de plusieurs études, notamment une réalisée par le Dr Karine Spiegel[13], responsable du groupe de recherche sur le sommeil et la neuroendocrinologie au laboratoire de physiologie de l'Université libre de Bruxelles (ULB) en collaboration avec l'université de Chicago. Les chercheurs ont mesuré les taux de deux hormones clés impliquées dans la régulation du comportement alimentaire : la ghréline, sécrétée par l'estomac et qui stimule l'appétit, et la leptine, produite par les cellules adipeuses et qui induit la satiété. Le rapport ghréline/leptine constitue un indicateur très précieux pour expliquer les états de faim et de satiété. Ils ont également évalué la faim et l'appétit pour différentes catégories d'aliments. Verdicts de cette étude belgo-américaine :

1) Une nuit de 4 heures de sommeil induit une augmentation de 71 % du rapport ghréline/leptine par rapport à une nuit de 10 heures ;

2) En condition de restriction de sommeil, la faim est augmentée de 24 % et l'appétit pour des aliments riches en matières grasses et en glucides de plus de 30 %.

Or, bien loin de favoriser le sommeil, la cigarette maintient le corps dans une situation constante d'attente et de manque, que chacune vient soulager. Quand il se retrouve privé de

13. S. Taheri *et al.*, « Short Sleep Duration is associated with Reduced Leptin, Elevated Ghrelin, and Increased Body Mass Index », *Plos Medicine*, 2004.
K. Spiegel *et al.*, « Brief Communication: Sleep Curtailment in Healthy Young Men is associated with Decreased Leptin Levels, Elevated Ghrelin Levels, and Increased Hunger and Appetite », *Annals of Internal Medicine*, 2004.

sa dose de nicotine, le cerveau reste en ébullition constante. Cela crée des tensions qui perturbent l'endormissement et le sommeil, avec des réveils nocturnes, des rêves inhabituels (parfois violents, érotiques ou hyperréalistes), etc. Le défumeur subit alors les désagréments collatéraux de son manque de sommeil avec une augmentation de son appétit et une appétence particulière, malgré lui, pour les produits riches en matières grasses et en sucres.

CE QU'IL FAUT RETENIR

- À l'arrêt du tabac, le défumeur ressent une réelle sensation de faim en lien avec la privation du pouvoir hyperglycémiant de la nicotine.
- Pour pallier les fringales physiologiques, il s'oriente instinctivement vers des produits très énergétiques (« caloriques ») et sucrés, sans véritable intérêt nutritionnel.
- Son appétit est augmenté en raison des troubles du sommeil, avec un attrait particulier pour les produits riches en lipides (graisses) et en glucides (sucres).
- Parmi les fumeurs, certains seraient des hypoglycémiques constitutionnels qui auraient trouvé dans la cigarette un moyen de remonter efficacement leur glycémie. À l'arrêt du tabac, ils s'orientent de préférence vers des produits très sucrés pour ne pas ressentir les effets désagréables et contraignants des hypoglycémies.

La diminution du métabolisme de base

Le métabolisme de base, ou métabolisme basal, correspond aux besoins énergétiques « incompressibles » de l'organisme, c'est-à-dire la dépense énergétique quotidienne minimale qui permet à l'organisme de survivre au repos. L'organisme consomme en effet de l'énergie pour maintenir en activité ses fonctions vitales : battements du cœur, fonctionnement du cerveau, régulation de la tension artérielle, échanges gazeux, sécrétion hormonale, digestion, maintien de la température du corps, etc. Le métabolisme de base représente à lui seul 70 % des dépenses énergétiques de notre organisme.

Des recherches montrent que, chez l'animal, la nicotine accroît significativement le métabolisme de base. Les données sont moins claires chez l'humain, même si certaines études révèlent que, administrée de façon isolée, la nicotine est responsable d'une augmentation des dépenses énergétiques [14]. D'autres chercheurs [15] ont analysé la dépense énergétique des défumeurs consommant 24 cigarettes par jour en chambre métabolique, c'est-à-dire avec une activité physique réduite. Celle-ci était augmentée de 800 kJ, soit 200 kcal/jour.

À l'arrêt du tabac, votre métabolisme de base sera donc diminué (vous brûlerez moins d'énergie au repos) : cette différence sera d'autant plus importante que votre consommation de cigarettes est élevée. Mais soyez rassuré(e) :

---

14. K. A. Perkins, L. H. Epstein, R. L. Stiller, B. L. Marks, R. G. Jacob, « Acute Effects of Nicotine on Resting Metabolic Rate in Cigarette Smokers », *American Journal of Clinical Nutrition*, 1989.
15. A. Hofstetter *et al.*, « Increased 24-Hour Energy Expenditure in Cigarette Smokers », *The New England Journal of Medicine*, 1986.

ces changements se produisent surtout entre 6 mois et 1 an après le sevrage. Un retour au niveau initial est généralement constaté ensuite.

C'est la raison pour laquelle une substitution nicotinique à diffusion lente (voir page 155) ou un traitement médicamenteux (voir page 159) est fortement recommandé afin de vous aider dans votre objectif d'arrêter de fumer sans prendre de poids.

La diminution de la lipolyse

La consommation de tabac favorise la mobilisation (c'est-à-dire l'utilisation) des réserves adipeuses, aussi appelée « lipolyse », par l'activation du système nerveux sympathique. Il s'ensuit :

– une inhibition de la sécrétion d'insuline qui va retarder l'oxydation du glucose, favoriser l'oxydation des acides gras libres (et non leur stockage) et potentiellement augmenter la durée de satiété. En d'autres termes, fumer vous fait brûler davantage de graisses, et vous coupe la faim ;

– une diminution de la lipogenèse (mise en réserve des graisses) : fumer induit une perte de poids, certes modérée, mais qui cible principalement la masse grasse.

En résumé, fumer favorise la dégradation des graisses et diminue leur stockage. À l'arrêt du tabac, c'est l'effet inverse qui se produit. Ce qui explique en partie la prise de masse progressive chez les personnes déjà sujettes à la prise de poids lors du sevrage tabagique.

Le coup de ♥ de la diététicienne

En période de sevrage tabagique, vous pouvez miser sur **le chrome** pour compenser la diminution de la lipolyse. Cet oligoélément aide à réguler les taux sanguins d'acides gras et de cholestérol (mais aussi la glycémie en économisant la production d'insuline par le pancréas). Il est réputé pour aider à perdre du poids, atténuer la sensation de faim et l'envie de sucre. L'alimentation moderne fournissant peu de chrome (il est surtout présent dans le blé complet, les coquillages, la levure de bière), il peut être judicieux de faire régulièrement des cures de chrome, par exemple quatre fois par an, lors des changements de saison. La posologie est de 150 à 200 microgrammes par jour, à prendre pendant 3 à 6 semaines. Vous le trouverez sous forme d'ampoules ou de comprimés en parapharmacie.

Pour résumer

La prise de poids à l'arrêt du tabac est le résultat – notamment – de plusieurs facteurs purement physiologiques :

- la disparition de l'effet coupe-faim de la nicotine hyperglycémiante. Vous ressentez une véritable faim physiologique, qui n'est pas un leurre de votre esprit (hypoglycémie) ;
- la diminution de la dépense énergétique au repos : chaque jour, vous brûlez environ 200 kcal de moins par paquet de cigarettes que vous fumiez ;
- l'augmentation de la mise en réserve des graisses et la diminution de leur déstockage ;

• ajoutez à cela le fait que vous continuez à avoir une appétence pour les produits gras et sucrés, et une moindre attirance pour les fruits et légumes pendant les 10 à 15 jours qui suivent votre sevrage, le temps que vous retrouviez le goût que vous aviez perdu à cause de la cigarette.

L'effet de la nicotine sur les dépenses énergétiques n'est pas rémanent : il cesse avec la dernière cigarette. Par ailleurs, la période de sevrage est une situation de « fragilité nutritionnelle », ne prédisposant pas au maintien d'un équilibre alimentaire. Si le fumeur arrête brutalement de fumer, sans l'aide de substituts nicotiniques et sans revoir son comportement alimentaire souvent déséquilibré, la prise de poids est fréquente. Elle s'accompagne parfois de comportements boulimiques et d'une attirance pour les produits sucrés. **Sans aide, le futur ex-fumeur risque donc de prendre du poids.** En revanche, avec un programme nutritionnel adapté et spécifique ainsi qu'une bonne préparation mentale et une aide nicotinique qui lui convient, il pourra limiter sa prise de poids, voire ne pas grossir.

De la cigarette au grignotage : quand une dépendance en remplace une autre

Les modifications physiologiques qui surviennent à l'arrêt du tabac permettent de mieux comprendre pourquoi fumer induit naturellement une prise de poids dans la majorité des cas. Elles permettent également de mieux concevoir le problème de grignotage avec, d'une part, l'hypoglycémie induite par la privation de nicotine et d'autre part, l'altération des papilles gustato-olfactives durant le tabagisme. Mais ces explications ne sont pas suffisantes. Le sujet de la dépendance – ou plutôt des dépendances – doit impérativement être abordé pour éviter de tomber à votre tour dans le cercle (très) vicieux du grignotage (et/ou de la consommation déraisonnable d'alcool) qui conduit inévitablement à la prise de poids.

La cigarette entraîne dans la plupart des cas une véritable dépendance. Mais contrairement à ce que l'on pourrait croire, cette dépendance n'est pas exclusivement imputable à la privation de nicotine. Le problème est beaucoup plus complexe et c'est la raison pour laquelle il est si difficile d'arrêter de fumer pour bon nombre de fumeurs. « La caractéristique essentielle de la dépendance à une substance est un ensemble de symptômes cognitifs, comportementaux et physiologiques indiquant que le sujet continue à utiliser la substance malgré des problèmes significatifs liés à la substance. » Cette définition de la dépendance, selon le DSM-IV[16], est spécialement claire et adaptée à la cigarette.

Le sevrage tabagique est particulièrement difficile car **fumer induit une dépendance à trois niveaux :**
– une dépendance physique, autrement dit physiologique ou chimique ;
– une dépendance psychologique ;
– une dépendance comportementale.

16. Manuel diagnostique et statistique des troubles mentaux de l'Association américaine de psychiatrie.

La dépendance physique

La dépendance physique est celle qui oblige le fumeur à fumer après une période plus ou moins longue d'abstinence, pour répondre au manque. C'est l'exemple typique de la cigarette que l'on ne peut pas s'empêcher de fumer au lever.

➲ Le mécanisme de la dépendance physique à la cigarette

Contrairement aux idées reçues, la nicotine seule ne suffit pas à déclencher l'état de dépendance chez les fumeurs. D'autres composés du tabac expliquent le pouvoir addictif de la cigarette : les IMAO (inhibiteurs de la monoamine-oxydase), présents dans la fumée. Leur présence s'explique par le fait que les industriels ajoutent du sucre dans les cigarettes ! Oui, vous avez bien lu ! Ces produits sucrés, tels que le sucrose, le miel ou le chocolat, permettent d'adoucir le goût amer du tabac. Cette information fracassante a été rendue publique en 2009 dans le prestigieux *Journal of Neuroscience* [17], qui fait autorité dans ce secteur de la recherche. Et ce n'est autre que Jean-Pol Tassin, neurobiologiste, directeur de recherches à l'Inserm et lauréat du grand prix de l'European College of Neuropsychopharmacology, qui est à l'origine de cette étude.

Une fois brûlés, les produits sucrés entraînent la formation d'acétaldéhyde, l'un des IMAO les plus puissants. **Ce sont ces IMAO associés à la nicotine qui créent l'addiction au**

17. J.-P. Tassin *et al.*, « Inhibition of Monoamine Oxidases Desensitizes 5-HT1A Autoreceptors and Allows Nicotine to Induce a Neurochemical and Behavioral Sensitization », *Journal of Neuroscience*, 2009.

tabac. Sans eux, la nicotine ne serait pas addictogène. La preuve : la nicotine pure est disponible en vente libre sur Internet, à quelques euros le kilo, et ne fait pas l'objet d'une consommation addictive, ni de trafic. Sur le site de l'université Pierre-et-Marie-Curie (UPMC), on pouvait lire (avant que ce texte ne soit supprimé !) un résumé des recherches de Jean-Pol Tassin précisant que « les IMAO permettent [...] à la nicotine de révéler son pouvoir addictif alors que ni la nicotine, ni les IMAO n'ont d'effets addictifs par eux-mêmes. En effet, nous avons montré que les effets neurochimiques induits par la nicotine lorsqu'elle est associée à un IMAO chez l'animal sont équivalents à ceux que l'on observe avec les psychostimulants (cocaïne, amphétamines), les opiacés (morphine, héroïne) ou l'alcool ». « Si on arrêtait d'ajouter des produits sucrés dans les cigarettes, affirme le chercheur, elles seraient considérablement moins addictives. » Et parfaitement infumables. Cela serait sans aucun doute la manière la plus efficace d'arrêter !

ZOOM SUR LES IMAO

Comme leur nom l'indique, les IMAO (inhibiteurs de la monoamine-oxydase) inhibent les monoamine-oxydases, un groupe d'enzymes chargées de cataboliser (dégrader) en particulier l'adrénaline, la noradrénaline et la sérotonine. Les IMAO augmentent ainsi la concentration synaptique de ces substances et constituent une classe d'antidépresseurs utilisés dans le traitement de la dépression. En d'autres termes, les sucres ajoutés au tabac se transforment lors de leur combustion en antidépresseurs (IMAO).

Revenons à la nicotine. Souvenez-vous de ce que je vous expliquais un peu plus haut : la nicotine est un imposteur, elle est capable d'imiter l'effet de l'acétylcholine, un neurotransmetteur naturel. En se faisant passer pour lui, elle se fixe sur les récepteurs à l'acétylcholine, entraînant l'activation du circuit de la récompense et la libération de dopamine (aussi appelée « hormone du plaisir »). Le nombre de récepteurs nicotiniques va ainsi augmenter peu à peu chez le fumeur chronique (un fumeur possède en moyenne 50 % de récepteurs nicotiniques en plus par rapport à un non-fumeur). C'est ce que l'on appelle en anglais la *up-regulation*. **Ce mécanisme va induire une accoutumance. L'apport de nicotine devient peu à peu une condition indispensable pour que la dopamine se libère.**

Fumer provoque des apports puissants et rapides de nicotine à ces récepteurs, dès les premières bouffées. Chaque cigarette contient environ 10 mg de nicotine qui est inhalée avec la fumée. Un niveau moyen de besoin en nicotine s'établit et la consommation de tabac devient régulière afin que chaque récepteur à la nicotine reçoive « sa dose ».

La courbe de nicotinémie (taux de nicotine dans le sang) s'élève au-dessus du niveau du besoin. Le fumeur ressent alors un sentiment de satiété nicotinique. Après avoir fumé, la nicotine se métabolise (s'élimine) et la courbe s'infléchit. Une fois passé sous le niveau de besoin, le manque se fait ressentir, appelant une nouvelle cigarette qui permettra de le calmer. C'est la sensation de manque qui surgit.

Figure 1 – Courbe de nicotinémie (Concentration de nicotine dans le sang)

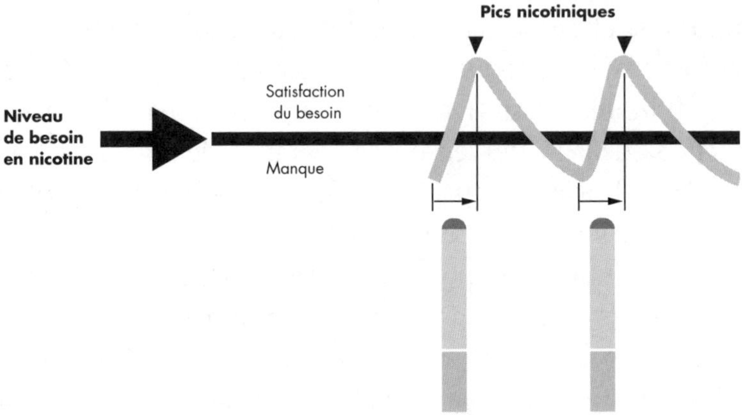

NICOTINE : À CHACUN SES BESOINS

Le niveau de besoin de nicotine est propre à chaque fumeur et relativement stable. Mais il peut évoluer durant la vie. Il peut aussi augmenter de manière subite et inattendue, lors d'événements émotionnels. Ce qui explique un besoin de fumer plus important au moment de certaines situations de stress, de contrariété, de colère ou de tristesse par exemple.

La consommation de tabac installe ainsi un cercle vicieux : chaque cigarette satisfait d'un côté le besoin physiologique de nicotine, et de l'autre côté maintient un nombre élevé de récepteurs nicotiniques, ceux-ci provoquant à leur tour le besoin de fumer.

Figure 2 – Fumer est un cercle vicieux

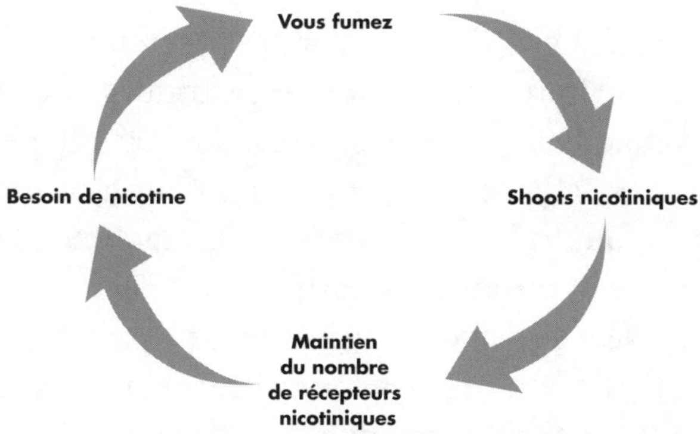

Retenez une chose : **vous ne fumez pas par plaisir mais pour éviter le déplaisir** (liés aux symptômes du sevrage) ! Vous avez en réalité besoin de fumer et de réitérer régulièrement votre consommation de tabac pour deux raisons :
– pour profiter des effets positifs du *shoot* de nicotine : détente, regain d'énergie, augmentation de la concentration, stimulation du système nerveux, etc. ;
– mais surtout pour éviter les symptômes de manque : fatigue, irritabilité, agacement, tremblements, frustration, colère, etc.

➲ Quand la dépendance physique à la cigarette est remplacée par la dépendance physique au grignotage, aux produits sucrés et gras

Lors du sevrage, le fumeur est privé de nicotine et de son action hyperglycémiante (voir page 35). À l'arrêt, il a donc faim, tout simplement ! Cette faim correspond à un véritable besoin physiologique pour remonter sa glycémie et n'est pas un caprice de l'esprit. Instinctivement et naturellement, le défumeur s'oriente alors vers des produits sucrés pour remonter son taux de sucre dans le sang.

À l'arrêt du tabac, consommer de plus grandes quantités de nourriture et grignoter de manière régulière permet de ressentir une plénitude et une satiété gastriques à défaut de la satiété nicotinique. Le grignotage, aussi nommé « alimentation émotionnelle », se caractérise par une consommation d'aliments « doudous » qui va entraîner dans le cerveau une libération immédiate de sérotonine (l'hormone du bien-être), mais aussi activer le « circuit de la récompense » par libération de dopamine (l'hormone de la récompense) : vous reconnaissez le même mécanisme d'action que celui de la nicotine ! Ce qui incite à recommencer encore et encore. C'est la raison pour laquelle, de manière générale, on a du mal à se contenter d'un biscuit ou d'un carré de chocolat, et d'autant plus quand on arrête de fumer ! C'est un nouveau cercle vicieux qui s'installe : celui de l'accoutumance aux produits sucrés.

COMBIEN DE TEMPS FAUT-IL POUR SE SEVRER DE LA DÉPENDANCE PHYSIQUE ?

Chez les personnes dépendantes, les études montrent que le nombre de récepteurs nicotiniques diminue lentement après l'arrêt du tabac. Un niveau normal n'est atteint qu'après 6 à 12 mois après l'arrêt. Les effets aigus liés à la dépendance physique à la nicotine (symptômes de sevrage) s'estompent néanmoins 1 à 2 mois après l'arrêt du tabac, selon le degré de dépendance. C'est pour cette raison qu'il est important de suivre les traitements (consultations médicales, substitution nicotinique) pendant 2 mois au minimum.

La dépendance psychologique

La dépendance psychologique est celle qui oblige le fumeur à fumer pour faire face à une situation particulière et notamment au stress.

➲ Les mécanismes de la dépendance psychologique

Cette dépendance est liée à l'action psychoactive de la nicotine au niveau des centres cérébraux du plaisir (noyau acumbens, aire tegmentaire ventrale). La dépendance psychologique est plus durable que la dépendance physique. Elle est aussi plus difficile à comprendre. Progressivement, l'apport de nicotine devient une condition *sine qua non* pour que la dopamine, hormone du plaisir immédiat, soit libérée et le système de récompense activé. Le tabac est associé aux pensées et émotions de la vie privée, sociale, professionnelle. Les fumeurs ont progressivement besoin de cette béquille pour :
– améliorer leur vigilance et leur capacité de concentration ;
– réfléchir et augmenter leurs performances cognitives ;
– se relaxer, se détendre et décompresser ;
– se sociabiliser ;
– être de meilleure humeur, se sentir bien ;
– surmonter le stress (réprimande du patron, dispute, accident, imprévu, etc.) ;
– s'occuper l'esprit et tromper l'ennui.

➲ Quand la dépendance psychologique à la cigarette est remplacée par la dépendance psychologique au grignotage, aux produits sucrés et gras

Les aliments sucrés et gras exercent une action cognitive positive : ils activent la sécrétion de sérotonine, aussi appelée « hormone du bien-être », et procurent un sentiment de satisfaction, de réconfort et d'apaisement (une sorte de « doudou » pour le cerveau). Le grignotage est utilisé en cas de stress et pour soulager toutes les tensions psychologiques qui trouvaient auparavant une réponse au travers de la cigarette. Grignoter devient alors un refuge.

COMBIEN DE TEMPS FAUT-IL POUR SE SEVRER DE LA DÉPENDANCE PSYCHOLOGIQUE ?

Il faut compter 6 à 12 mois, voire davantage, pour se défaire de la dépendance psychologique.

La dépendance comportementale

La dépendance comportementale est celle qui conduit le fumeur à prendre une cigarette dans une situation donnée : avec son café, entre deux réunions, après le repas, lors d'une pause entre collègues, en entrant dans sa voiture, en sortant le chien, en allant chercher le pain ou le soir en rentrant chez lui par exemple. Il s'agit d'un véritable conditionnement : il s'est habitué à fumer chaque fois que cette situation se présente.

➲ Le mécanisme de la dépendance comportementale

Au-delà de très nombreuses situations qui déclenchent l'envie de fumer, l'acte de fumer est en lui-même un véritable rituel. Tous les gestes sont en effet répétés de manière identique tout au long de la journée, à intervalles réguliers. Fumer, ce n'est pas simplement porter une cigarette à la bouche : c'est glisser la main dans sa poche (ou dans son sac), sortir le paquet de cigarettes, l'ouvrir, prendre une cigarette puis le briquet, refermer le paquet, porter la cigarette à la bouche, allumer le briquet, l'approcher de la cigarette, et ENFIN tirer une première bouffée (puis ranger le briquet et le paquet). Le fumeur associe durablement chacune de ses cigarettes à des situations répétées maintes fois en fumant. À force de répétition, ces gestes, extrêmement bien orchestrés et coordonnés, deviennent un réel automatisme : **le réflexe de fumer s'impose machinalement**. Il s'agit là d'un conditionnement pavlovien. Le célèbre « café clope » est un des réflexes pavloviens les plus répandus.

La dépendance comportementale est donc liée à la dépendance psychologique (et à la dépendance physique), mais elle concerne spécifiquement les gestes accomplis au quotidien, entretenus par l'habitude et qui deviennent de véritables automatismes.

➲ Quand la dépendance comportementale à la cigarette est remplacée par la dépendance comportementale au grignotage, aux produits sucrés et gras

À l'arrêt du tabac, l'automatisme d'allumer une cigarette dans des circonstances spécifiques ne disparaît pas comme par magie. Le défumeur doit « éteindre » ce réflexe en mettant en place des solutions systématiques de substitution. Le grignotage lui permet de retrouver inconsciemment tous ces rituels. Tout comme la cigarette, un produit de snacking est de petite taille, on doit le chercher sans sa poche ou son sac, puis le sortir, le déballer et le porter plusieurs fois à la bouche pour enfin ressentir du plaisir.

CE QU'IL FAUT RETENIR

- Le fumeur continue à fumer pour des raisons à la fois physiques, psychologiques et comportementales.
- La dépendance au tabac est une combinaison de ces trois facteurs. Ce n'est donc pas parce que vous êtes sensible à des aspects psychologiques que vous ne réagissez pas physiquement au « *shoot* » de nicotine procuré par chaque cigarette.
- Alors que la dépendance physique est due à l'action de la nicotine sur le cerveau, la dépendance psychologique et la dépendance comportementale seraient associées à d'autres facteurs : l'état d'esprit, la situation du moment, l'état psychologique, l'acquisition du geste, une normalisation psychosociale.
- Les produits de snacking sont des concurrents directs de la cigarette en activant le circuit de récompense et en faisant resurgir tous les rituels liés à la fume.

• Grignoter permet de remplir les rôles de la cigarette lors des moments agréables (éveil des sens, s'accorder du temps ou du répit, se détendre) comme lors des instants déplaisants (stress, ennui, contrariété, colère, tristesse, etc.).

Arrêter de fumer, une question de volonté ou de motivation ?

« Le point fort de la dépendance, c'est que l'ennemi est intérieur. On ne peut le détruire sans se détruire soi-même. Le point négatif, c'est que sa force repose sur l'illusion que fumer est indispensable à la vie. La base de la stratégie sera donc d'utiliser à son encontre la force qu'il s'est appropriée. »

Professeur Robert Molimard

L'importance de la motivation

« Dans les années 1970, l'immense majorité des professionnels de santé pensaient que l'arrêt du tabac était une question de volonté, explique le Dr Patrick Dupont, tabacologue au CHU Paul-Brousse, à Villejuif. À ce moment-là, on savait que fumer n'était pas bon pour la santé mais on pensait qu'il s'agissait d'une simple habitude. Pour vaincre une habitude, il suffisait alors d'avoir la volonté. Or, ce n'est qu'après les années 1970, que les travaux ont montré que fumer était une dépendance. Il s'agit d'une dépendance physique et d'une dépendance psychologique et comportementale. **Il ne suffit pas d'avoir de la volonté pour vaincre une dépendance, puisque par définition la dépendance s'oppose à la volonté.** La volonté ne suffit pas à vaincre la dépendance [18]. »

➲ Volonté et motivation, quelles différences ?

La volonté est un contrôle conscient de nos actions, mais elle ne suffit pas à surmonter l'addiction à la nicotine, qui peut s'avérer très forte. La motivation (du latin *movere* qui signifie « bouger ») est quant à elle un facteur conscient ou inconscient qui incite à agir de telle ou telle façon. La motivation constitue donc un motif pour bouger. Ce motif répond à un besoin ou à un désir, le désir de se libérer de cet esclavage. On estime en effet que « le tabac a le potentiel addictif le plus fort parmi l'ensemble des substances psychoactives, devant l'héroïne, l'alcool et la cocaïne [19] ». On peut donc avoir beaucoup de volonté et se révéler incapable de maintenir seul une abstinence à la nicotine, par insuffisance de motivation.

La démarche d'arrêt du tabac commence par une décision, appuyée par de fortes motivations. La décision est ce choix, volontaire ou dicté par la nécessité, de rompre avec le tabagisme. Il est nettement préférable que cette décision soit claire pour la personne, afin de limiter les situations d'ambivalence qui entraînent souvent des reprises

18. « Tabac : une question de volonté ? », site Internet Allo Docteurs, juillet 2011.
19. Haute Autorité de santé, *Arrêt de la consommation de tabac : du dépistage individuel au maintien de l'abstinence en premier recours*. Méthode, recommandations pour la pratique clinique, argumentaire scientifique, octobre 2014.

de consommation ; une situation d'arrêt du tabac où l'on entretient le regret des quelques « cigarettes plaisir » de la journée est par exemple un écueil très classique de reprise de consommation.

Pour conforter cette décision, il est fortement conseillé de l'appuyer sur une ou plusieurs motivations, qui constitueront par la suite autant de raisons de ne pas reprendre le tabac. Ces motivations peuvent être de tout ordre : santé, besoin d'argent, beauté, enfants et entourage, emploi, sport, lassitude, liberté, odeurs, souhait d'une vie plus saine, etc.

➲ Comment susciter la motivation ?

On confond souvent la « motivation » et les « motifs ». La motivation est différente des motifs en ce sens qu'elle est *une impulsion intérieure de l'être humain* qui le pousse à agir pour satisfaire ses besoins, alors que les motifs sont *la cause de cette impulsion.* Chez le fumeur, on peut imager cette différence assez simplement : les motivations sont dictées par le cœur (j'ai ENVIE d'arrêter parce que) et les motifs par la raison (je DEVRAIS arrêter parce que). Ainsi, économiser de l'argent est un motif d'arrêt du tabac souvent avancé, mais qui ne suffit pas toujours. En revanche, envisager de disposer chaque mois de l'argent qui aurait été dépensé dans le tabac (pour accomplir tel projet ou tel autre) constitue une bonne manière de renforcer ses motivations.

Au risque de vous surprendre, les fumeurs qui exposent le plus de motifs pour arrêter ne sont pas ceux qui arrêtent définitivement : ce sont des stoppeurs. Celui qui va s'arrêter (l'ex-fumeur en devenir) est celui qui est motivé : quand on lui demande pourquoi, il répond comme les enfants « parce que ». Il est motivé, il a le désir, il a envie, c'est tout. Ce n'est que lorsqu'il aura intimement admis qu'il n'arrivera jamais à « contrôler l'incontrôlable » que, sous un prétexte rationnel souvent futile (« j'ai les cheveux qui sentent mauvais », « je vais faire un long voyage en avion, ça va être impossible de fumer pendant le trajet », « j'ai eu une angine »), il réussit à arrêter ! Car **si fumer est automatique, s'arrêter de fumer est également automatique quand la motivation devient suffisante, comme un fruit tombe quand il est mûr**.

Arrêter de fumer, ce n'est pas poser une barrière Stop. Le moyen le plus sûr d'accélérer la motivation est de programmer son cerveau automatique afin d'utiliser à son profit sa force si puissante pour contrôler automatiquement tous les « faux besoins » qui poussent à prendre une cigarette. Seule une forte motivation peut l'amener à le faire.

Le degré de maturité, au cœur de la prise de poids

Pourquoi certains de mes patients au cabinet, qui avaient pris 10 kg lors d'une tentative d'arrêt du tabac antérieure et qui avaient retrouvé leur poids « normal » à la reprise de la cigarette, ne prennent-ils pas 1 gramme après 1 an d'un nouvel arrêt qu'ils estiment définitif ? Il s'agit pourtant de la même personne avec le même métabolisme. Vous avez probablement dans votre entourage des connaissances pour lesquelles, avec un peu de recul, vous pouvez faire le même constat.

La seule explication est la suivante : si l'on n'est pas psychologiquement « mûr(e) » pour arrêter, si l'on exerce sur soi un perpétuel combat intérieur (et donc un stress) – du type « je dois arrêter de fumer pour mon budget ou parce que mon médecin me l'a conseillé/ordonné, etc. » –, prendre du poids devient une raison valable ou plutôt un prétexte pour reprendre une cigarette sans perdre la face vis-à-vis de soi-même. En définitive : **la prise de poids, quand elle a lieu, n'est pas la conséquence de l'arrêt, mais un argument pour justifier la reprise du tabac**. Elle concerne les fumeurs qui n'ont pas réglé tous leurs comptes et leurs conflits internes avec le tabac. Cela concerne également le cas des défumeurs qui deviennent irritables ou odieux après avoir arrêté de fumer !

L'arrêt du tabac – et qui plus est, l'arrêt du tabac sans prendre de poids – est donc le fruit d'un long travail intérieur : la contrainte et la pression, imposées par soi-même ou autrui, conduisent inéluctablement à la rechute et/ou à la prise de poids. C'est d'ailleurs la raison pour laquelle les messages sur les paquets de cigarettes et l'augmentation du prix du tabac sont totalement inefficaces.

En définitive, si vous êtes suffisamment mûr(e) pour arrêter de fumer, en plus de devenir ex-fumeur (fumeur qui arrête définitivement) – et non « stoppeur » (fumeur qui rechute après une période plus ou moins longue) –, il y a de fortes chances que vous ne preniez pas de poids. Ce livre est justement là pour vous y aider. Pour connaître votre niveau de maturité, il existe un test simple, que vous pouvez faire dès maintenant si vous vous pensez assez mûr(e) (voir page 190), ou, le cas échéant, après la lecture de la deuxième partie de ce livre.

Choisissez dès à présent la date précise pour arrêter de fumer

Votre arrêt ne se fera pas sur un « coup de tête », mais sera mûrement réfléchi. Décider à l'avance d'une date précise vous aidera à préparer ce changement. Il s'agit, bien sûr, d'une décision tout à fait personnelle, mais voici quelques conseils pour vous aider.

• Choisissez une période au cours de laquelle vous n'avez pas trop de charge mentale ou de soucis (personnels ou professionnels).
• Il vous sera plus facile d'être entouré de personnes qui vous encouragent et ne vous incitent pas à fumer, surtout dans les premières semaines. Ainsi, si vos collègues de travail sont fumeurs et que vous avez l'habitude de les retrouver pour la pause-cigarette, vous pouvez choisir d'arrêter pendant vos vacances ou la veille de celles-ci.
• Déterminez une date précise : vous pouvez choisir une date qui a du sens pour vous (qui vous ramène à un événement heureux, à un anniversaire) ou simplement un jour facile à retenir (par exemple, le 1er, le 10 ou le 15 du mois). Ainsi, vous vous en souviendrez plus facilement, et le décompte sera plus simple. Vous pourrez dire : cela fait 1 semaine, 15 jours, 1 mois, 2 mois, 6 mois, 1 an… que j'ai arrêté de fumer. Mais attention cependant de ne pas vous mettre trop la pression de manière inconsciente en choisissant une date trop lourde de sens, par exemple votre anniversaire de mariage.

Quand vous aurez fait votre choix, inscrivez la date ci-après et annoncez-la aux personnes susceptibles de vous soutenir et de vous encourager (voir page 216). Puis, en fonction de cette date, calculez le moment idéal pour démarrer le programme d'accompagnement que je vous propose dans la suite de cet ouvrage.

Date à laquelle je cesserai de fumer :

...... / ...... / ......

Date de mon début de programme (= date d'arrêt – au moins 2 semaines) :

...... / ...... / ......

PARTIE 2

ARRÊTER DE FUMER SANS PRENDRE DE POIDS : LES CLÉS POUR RÉUSSIR

Pour arrêter de fumer sans prendre du poids, il n'y a pas de recette miracle ! Dans ce livre, je vous propose plutôt de garder en tête deux grands objectifs.

1/ **Adopter les bons réflexes alimentaires d'une alimentation-santé** et faire les bons choix pour éviter de compenser par du grignotage. Il s'agit de faire des repas équilibrés et complets tout en veillant à avoir un bon niveau de rassasiement ainsi qu'une bonne satiété (voir page 54). Vous apprendrez également à choisir les meilleurs aliments pour éviter les hypoglycémies qui conduisent aux grignotages. C'est tout cela qui vous évitera de prendre du poids.

2/ **Arrêter de fumer en trouvant la méthode efficace pour vous et en vous faisant accompagner**. Je vous présenterai ainsi les différents types de substituts nicotiniques, ainsi que les méthodes douces vers lesquelles vous pouvez vous tourner lors de votre sevrage.

Alimentation : les 10 règles d'or pour éviter la prise de poids

En achetant ce livre, vous avez peut-être pensé découvrir un régime spécial pour arrêter de fumer sans prendre le moindre gramme. Non ! Il s'agit d'un programme de préparation mentale et alimentaire qui prend l'exact contre-pied des régimes en tout genre. Découvrez les 10 règles d'or pour vous aider à déjouer les pièges de la privation de nicotine, éviter de remplacer le geste de la fume par celui du grignotage tout en renouant avec une alimentation parfaitement équilibrée afin d'éviter toute prise de poids. Imaginez qu'il s'agit des **piliers sur lesquels vous voulez construire votre vie sans tabac** sans jamais faire monter l'aiguille de la balance. Ensemble, nous allons les rendre solides et pérennes !

Règle d'or n° 1 : Évitez à tout prix les régimes et renouez avec une alimentation variée et équilibrée

Tous les régimes érigent la minceur comme un but à atteindre : le « régimeur » doit redoubler d'efforts, multiplier les restrictions et les contraintes dans l'espoir d'amorcer sa perte de poids. La peur de l'échec quasi omniprésente plonge chacun des candidats à la minceur dans un état de stress et de contrôle permanent, et d'autant plus chez le défumeur. La peur de ne pas réussir à arrêter de fumer sans prendre de poids s'ajoute au stress environnemental quotidien, aux émotions négatives répétées, aux déceptions, aux contrariétés et aux contretemps qui font partie de la vie car, bien sûr, nulle vie n'est lisse et exempte de tels événements. Le régimeur, quelle que soit la restriction qu'il s'impose (ou qu'on lui impose !), ne fournit pas à son cerveau les éléments clés dont il a besoin pour maintenir son niveau d'équilibre. Quand le seuil de tolérance personnelle est dépassé – celui au-delà duquel l'équilibre émotionnel n'est plus –, le cerveau réagit avec les moyens les plus accessibles pour lui : grignoter, se réfugier dans la nourriture et consommer des aliments « doudous » pour apporter du réconfort à la psyché devient un véritable réflexe d'autoprotection (contre le trop-plein émotionnel). Vient alors le moment tant redouté du craquage ou de l'écart, – que d'autres s'autorisent sous forme de « *cheat meal*[20] », pour se donner bonne conscience – et qui n'est autre que la traduction comportementale d'une profonde souffrance psychologique. Cela explique précisément pourquoi **en plus de nuire à l'équilibre alimentaire, tout régime conduit à un déséquilibre émotionnel qui se solde par une reprise de poids inévitable.** C'est précisément la raison pour laquelle vous ne devez surtout pas être tenté(e) par un régime pour arrêter de fumer sans prendre de poids.

Au-delà de cet état de fait, les pulsions alimentaires qui conduisent le régimeur à consommer des aliments

20. Repas « de triche », repas libre durant lequel on s'autorise toutes sortes d'aliments interdits dans son régime : burgers, gâteaux, pizzas, confiseries, barres chocolatées, sodas, etc.

« interdits » engendrent un sentiment de culpabilité qui renforce encore un peu plus le niveau de stress interne. Alors, pour se punir d'avoir manqué à ses obligations de restriction, il s'inflige des privations plus draconiennes qui perturbent davantage encore son équilibre émotionnel. Le plaisir et l'équilibre alimentaire, quant à eux, ne sont plus que de lointains souvenirs. Le cercle vicieux est en marche et vous connaissez certainement la suite de l'histoire : la perte de poids est éphémère, les séquelles émotionnelles et psychologiques sont, elles, indélébiles. Qui ne se souvient pas d'avoir suivi un régime, aussi loin soit-il ?

Vous l'avez compris : le secret pour arrêter de fumer sans prendre de poids ne se situe surtout pas dans un régime car le stress provoqué par la restriction alimentaire s'ajoutera indéniablement aux tensions et aux modifications physiologiques auxquelles vous devrez faire face à l'arrêt du tabac.

IMPORTANT

Suivre un régime à l'arrêt du tabac, c'est purement courir à votre propre échec.
Et pour que les choses soient bien précises dans votre esprit, considérez comme régime tout programme alimentaire qui exclut un aliment, une famille alimentaire ou une autre, y compris les produits plaisir, le chocolat, le bon vin et le fromage par exemple, pour ne citer qu'eux.

En conclusion, si vous devez retenir une première chose pour arrêter de fumer sans prendre de poids, c'est de vous préserver à tout prix de la souffrance induite par les régimes en tout genre ! Car en plus d'être inefficaces, ils sont tout à fait inutiles et même contre-productifs pour prendre le contrôle sur votre poids. Le premier secret pour arrêter de fumer sans prendre de poids, est d'adopter les bons réflexes alimentaires d'une alimentation-santé et faire les bons choix alimentaires. Je vous en dévoile ici les grands principes.

➲ Les piliers d'une alimentation-santé

La pyramide alimentaire est un outil simple qui permet de visualiser, en un seul coup d'œil, les différentes familles d'aliments et leur place au sein de notre alimentation quotidienne. À la base, on trouve ceux qui doivent représenter la plus grande part de notre alimentation pour couvrir nos besoins nutritionnels. Plus on se rapproche du sommet, plus il s'agit de modérer la consommation des aliments concernés. Voyons ensemble chaque niveau de la pyramide, en partant de sa base.

À noter : cette pyramide est inspirée de la nouvelle pyramide alimentaire belge de 2020, développée par Food in Action et le département diététique de l'institut Paul-Lambin (Haute École Léonard de Vinci). C'est à mon sens la plus claire et la plus en phase avec les recommandations nutritionnelles d'une alimentation-santé. Je l'utilise au quotidien avec mes patients car elle permet de comprendre ce que renferment les aliments et de les hiérarchiser de manière semi-quantitative par famille alimentaire. Notons que la France a malheureusement abandonné la pyramide alimentaire lors de la création du premier Plan national Nutrition Santé (PNNS) en 2001. Le PNNS, réactualisé tous les cinq ans, propose dans sa dernière version (2019-2023) des recommandations simplifiées séparées en trois groupes : « augmenter » (les fruits et légumes, le « fait maison », etc.), « aller vers » (le pain complet, les poissons gras, etc.) et « réduire » (les produits salés, la viande, etc.).

À la base de la pyramide alimentaire : l'activité physique !

L'activité physique est parfaitement indissociable d'une alimentation équilibrée pour préserver notre capital santé. Elle concerne toute activité qui met le corps en mouvement : au-delà du sport en lui-même, il s'agit de marcher, jardiner, se promener à vélo, mais aussi pratiquer des exercices de kiné par exemple ! Votre objectif n'est pas de devenir un marathonien ou de vous transformer en sportif de haut niveau ni même de vous mettre au sport si vous n'en avez pas envie et n'y prenez aucun plaisir, mais de réduire le temps passé assis(e). Lorsque vous vous agitez, un tant soit peu, vous augmentez vos dépenses énergétiques. Votre organisme brûle davantage d'énergie (sucres, puis graisses) pour faire face aux dépenses induites par votre système musculaire en mouvement. Inutile, pour en bénéficier, de devenir un champion de la course à pied ou du cyclisme. Il suffit pour cela de marcher 25 à 30 minutes ou de faire du vélo 15 à 20 minutes par jour.

La pyramide alimentaire

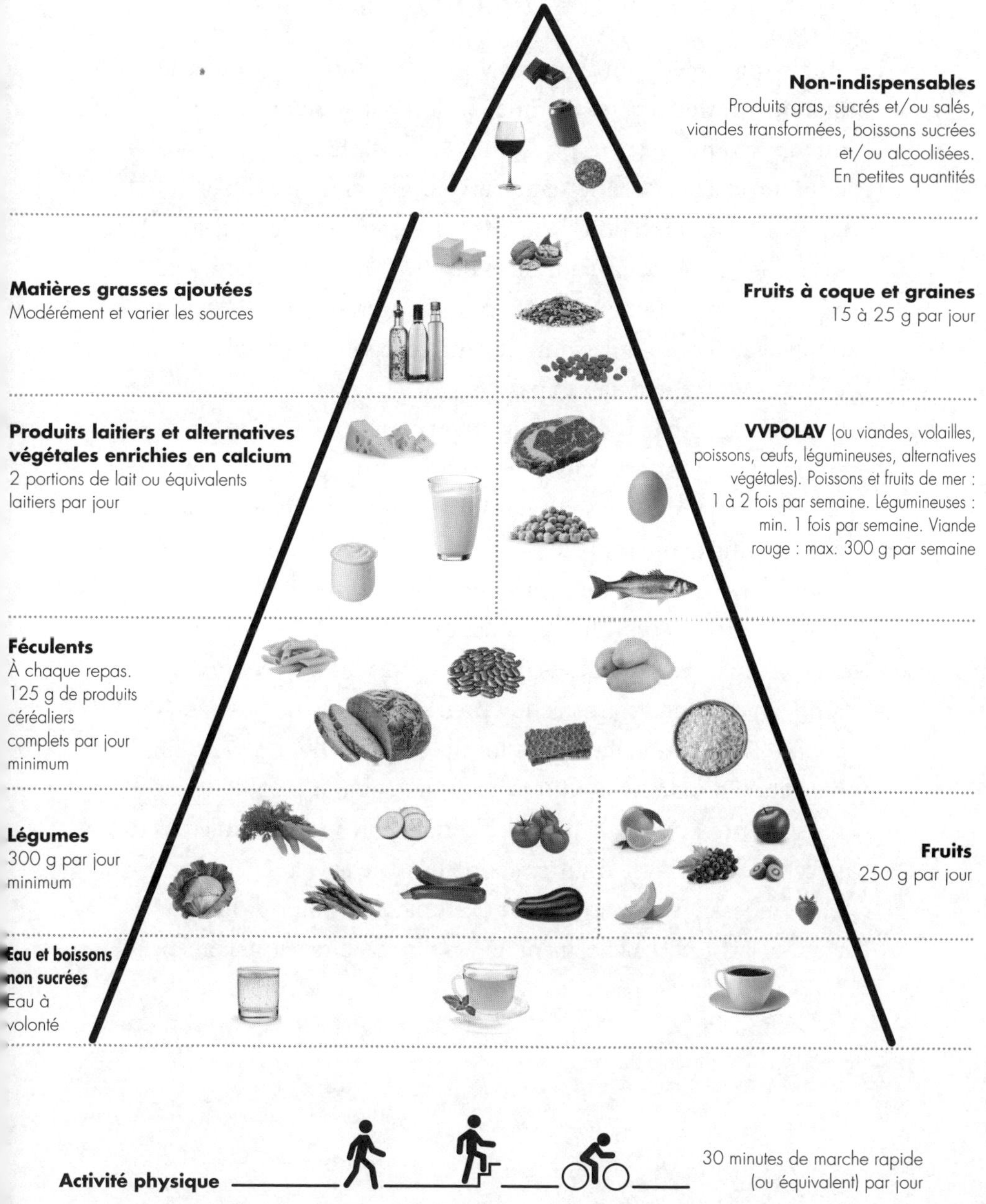

Le coup de ♥ de la diététicienne

Quels que soient votre âge et votre condition physique, **la marche pratiquée à un rythme modéré ou soutenu** constitue une excellente activité physique : accessible au plus grand nombre, elle apaise le système nerveux et diminue l'impact du stress sur la production de toxines et le stockage des graisses. Idéalement, pratiquez l'équivalent de 25 à 30 minutes de marche rapide au moins une fois par jour. Essayez de marcher à un rythme régulier, sans flâner ni faire du lèche-vitrine, en balançant vos bras au rythme de vos pas.

Si vous faites partie de celles et ceux qui envisagent de se (re)mettre au sport sans réelle motivation et sans grande conviction, je vous conseille d'inscrire 1 heure de marche 2 fois par semaine dans votre emploi du temps ; une fois en semaine et une fois le week-end. Vous adapterez le jour et l'heure en fonction de vos obligations, ainsi que le rythme en fonction de vos capacités physiques. Inscrivez votre marche comme un rendez-vous dans votre agenda pour être sûr de ne pas passer à côté. Enfilez une tenue confortable et une bonne paire de baskets. La marche à allure moyenne et rapide sollicite les muscles profonds et en mobilise certains qu'on ne stimule pas nécessairement avec d'autres sports tels que le vélo, la course à pied ou les cours de fitness par exemple. Pour plus d'efficacité encore, laissez le balancement de vos bras se faire naturellement au rythme de vos pas.

Vous avez besoin d'un coup de pouce ou d'une motivation supplémentaire pour reprendre le sport ou pratiquer une activité physique de manière régulière ? Notez qu'en mettant votre corps en mouvement, même à intensité modérée comme avec la marche ou le vélo, vous augmenterez progressivement votre masse musculaire. Pour nourrir vos muscles, votre corps va devoir augmenter son métabolisme de base (l'énergie dont il a besoin pour assurer les fonctions vitales). En pratiquant du sport de manière régulière, vous brûlerez donc naturellement davantage de calories au quotidien, même en dormant !

Quoi qu'il en soit, notez bien que la régularité prime sur l'intensité ! Soyez donc assidu(e) et constant(e) dans vos efforts.

L'eau et les boissons non sucrées

Cette famille concerne tous les éléments liquides qui, je le précise, ne contiennent pas de sucre et n'apportent pas de goût sucré. Elles regroupent donc l'eau plate ou gazeuse mais aussi le café, le thé, les tisanes, les infusions et les eaux naturellement aromatisées (feuilles de menthe ou de basilic, rondelles de concombre ou de citron, queues de fraises, etc.).

Les boissons permettent en majorité (avec l'alimentation) de répondre aux besoins hydriques de l'organisme constitué entre 60 et 70 % d'eau. L'eau participe à de nombreuses fonctions essentielles dans l'organisme, telles que la formation des cellules et le maintien du volume sanguin (le sang se compose en volume de 55 % de plasma, qui lui-même est constitué de 90 % d'eau). Elle permet aussi d'assurer l'élimination des déchets (urines, sueur).

Attention ! Le terme « boissons » ne concerne pas les jus de fruits (même maison) ni les sodas (même *light*), que je catégorise volontiers dans les « non-indispensables » (tout en haut de la pyramide alimentaire), en tant que produits plaisir, sans intérêt nutritionnel. La place dans la pyramide alimentaire des jus de fruits maison et leurs intérêts nutritionnels sont abordés ci-contre.

Les légumes et les fruits

Les légumes et les fruits constituent la base de l'équilibre alimentaire : ce sont les aliments à consommer en plus grande quantité. Ils sont riches en fibres, en vitamines, en minéraux mais aussi en antioxydants (pour lutter contre les radicaux libres et le stress oxydatif). Ils regroupent les produits frais mais aussi surgelés et en conserve.

FRAIS, SURGELÉS, EN CONSERVE : C'EST PAREIL ?

Pour bénéficier de leurs atouts nutritionnels, je vous recommande de consommer les légumes et les fruits les plus bruts possibles, donc frais ou surgelés. Évitez les produits transformés, y compris en conserve. Ces derniers subissent une stérilisation, qui détruit tout micro-organisme éventuel mais affecte aussi la vitamine C sensible à la chaleur. Par ailleurs, les nutriments hydrosolubles (notamment les vitamines et certains minéraux) se retrouvent parfois à plus de 50 % dans le jus de conservation, qui est bien sûr rarement consommé.

Essayez de choisir des légumes et des fruits de saison (voir le calendrier page 66) : moins traités, ils seront aussi plus riches en vitamines, en minéraux et en antioxydants. Et si vous choisissez des produits de votre région, ils auront aussi un impact écologique (et souvent économique) moindre. Les grandes surfaces font des efforts en ce sens. Ouvrez l'œil lors de vos prochaines courses ! Sur le marché de votre ville, vous rencontrerez les producteurs locaux. Si vous n'avez pas le temps d'y aller, les AMAP[21] sont une vraie bonne alternative. Renseignez-vous pour être livré(e) chez vous, ou tout près de chez vous, des meilleurs produits régionaux.

REMPLACER UN FRUIT PAR UN VERRE DE JUS DE FRUITS OU DE SMOOTHIE : UNE FAUSSE BONNE IDÉE !

Les jus de fruits, quels qu'ils soient, sont peu rassasiants car en plus de ne pas avoir besoin d'être mâchés et d'être très peu riches en fibres, ils sont trop vite assimilés pour que les mécanismes de régulation de l'appétit se mettent en place (voir page 24). Un jus de fruits ne peut, en ce sens, être considéré comme l'équivalent d'un fruit. Seuls les industriels et les marketeurs peuvent vous faire croire à cette supercherie !

→

21. Une AMAP (association pour le maintien de l'agriculture paysanne) est un partenariat entre un groupe de consommateurs et un agriculteur, généralement une ferme.

En réalité, au risque de vous décevoir, les jus de fruits 100 % pur jus (même sans sucres ajoutés !) ou à base de concentré ne présentent aucun véritable intérêt nutritionnel : pauvres en vitamines (y compris en vitamine C) et en antioxydants, ils sont aussi pour la plupart dépourvus de fibres (ou presque). Plus frustrant encore, une étude [22] britannique révèle que les jus de fruits, y compris les 100 % pur jus, apportent autant de sucres que les sodas : en moyenne 10,7 g de sucre pour 100 ml, soit plus de 2 sucres par verre. Pire, sur 203 jus de fruits de grande surface analysés, 85 renferment près de 4 morceaux de sucre par verre ! Les smoothies industriels sont aussi à éviter car il y a un vide réglementaire à leur sujet. Fuyez également à tout prix les boissons « aux fruits » qui sont en réalité du sucre à l'eau, auquel l'industriel a pris soin d'ajouter des arômes (parfois naturels pour faire bonne figure), et dans le meilleur des cas des vitamines (souvent artificielles), mais surtout un packaging et une communication qui prêtent à confusion !

22. J. Boulton *et al.*, « How much Sugar is Hidden in Drinks Marketed to Children? A Survey of Fruit Juices, Juice Drinks and Smoothies », *BMJ Open*, 2016.

Les coups de ♥ de la diététicienne

- Évitez de boire plus d'un petit verre de jus de fruits par jour.
- Si vous en consommez, **privilégiez les jus de fruits maison élaborés avec des fruits frais, sans sucres ajoutés, et ajoutez un trait de jus de citron** pour retarder l'oxydation des vitamines. Ils sont certes moins riches en fibres que les fruits entiers, mais ils renferment une bonne quantité de vitamines, qui d'ailleurs ne s'oxydent pas aussi vite qu'on le croit. Un jus d'orange, par exemple, contient initialement 528 mg de vitamine C par litre. Au bout de deux jours (à la lumière du jour et entre 4 et 25 °C), la teneur en vitamine C chute progressivement à 470 mg/l. Fait surprenant : le troisième jour, elle remonte à 550 mg/l et progresse jusqu'au cinquième (puis diminue lentement). Cette étonnante augmentation de vitamine C est attribuée aux systèmes cellulaires fonctionnels contenus dans la pulpe qui continuent de produire de la vitamine C durant quelques jours.
- Pour les apéritifs, pensez **au jus de tomates, au gaspacho et à la soupe froide de concombre ou de poivron** par exemple.

Outil

Le calendrier des fruits et des légumes de saison

Je vous recommande de surligner à l'aide d'un stylo fluo tous les fruits et légumes que vous aimez. Et pourquoi pas, avec une autre couleur, ceux qu'il vous faudrait tester : ceux que vous n'avez pas mangés depuis longtemps et que pourtant vous aimez, ceux que vous ne connaissez pas et que vous pourriez découvrir, etc. Ainsi, même si vous n'aimez pas certains fruits ou certains légumes, vous aurez sous la main la liste des fruits et des légumes de saison qui vous conviendra selon vos goûts personnels et vos habitudes alimentaires, que vous pouvez faire évoluer.

PRINTEMPS

Les légumes : artichaut, asperge, betterave, carotte, céleri, champignon (girolle, morille, champignon de Paris), chou-fleur, chou rouge, concombre, cresson, endive, épinard, navet, oignon, oseille, petit pois, poireau, pois gourmand, radis rose, salade (cresson, feuille de chêne, frisée, laitue, mesclun, romaine, roquette), panais, tomate, topinambour.

Les fruits : amande fraîche, banane, cerise, citron, fraise (précoce, comme gariguette et fraise des bois), kiwi, pamplemousse, poire, pomelo, pomme, prune, rhubarbe.

ÉTÉ

Les légumes : ail, artichaut, aubergine, betterave, blette, brocoli, carotte, céleri, chou de Bruxelles, chou-fleur, chou rouge, concombre, courge, courgette, cresson, épinard, fenouil, haricot vert, laitue, navet, oignon nouveau, oseille, pâtisson, poireau, poivron, radis, salade (laitue, batavia, feuille de chêne, mesclun, roquette, pourpier), tomate.

Les fruits : abricot, amande, banane, brugnon, cassis, cerise, citron, figue, fraise, framboise, fruit de la Passion, groseille, melon, mirabelle, mûre, myrtille, nectarine, pastèque, pêche, poire, pomme, prune, quetsche, raisin, reine-claude, rhubarbe, sureau.

AUTOMNE

Les légumes : betterave, blette, brocoli, carotte, céleri, champignon (bolet, cèpe, pied de mouton, truffe, pleurote, rosée des prés, trompette-de-la-mort, champignon de Paris, chanterelle), chou chinois, chou de Bruxelles, chou-fleur, christophine, cresson, endive, épinard, fenouil, navet, oignon, panais, poireau, potiron, radis blanc, radis noir, raifort, rutabaga, salade (batavia, chicorée, feuilles de chêne, mâche, mesclun, pourpier, roquette, frisée, scarole), salsifis, topinambour.

Les fruits : ananas, banane, carambole, châtaigne, citron, clémentine, coing, figue, fraise (variétés remontantes comme la mara des bois ou la Mariguette®), grenade, groseille, kaki, kiwi, mandarine, mangue, mûre sauvage, orange, papaye, pêche, poire, pomelo, pomme, prune, quetsche, raisin, reine-claude, sureau.

HIVER

Les légumes : betterave, brocoli, cardon, carotte, céleri, champignon (chanterelle, coulemelle, morille, pied-de-mouton, pleurote, truffe, champignon de Paris), chou, chou blanc, chou chinois, chou de Bruxelles, chou-fleur, chou frisé, chou kalé, chou pommé, chou rouge, courge, cresson, crosne, endive, épinard, fenouil, mâche, navet, oignon, oseille, panais, pissenlit, poireau, potiron, radis noir, raifort, rutabaga, salade (scarole, frisée, pourpier, mâche, mesclun, feuille de chêne, chicorée), salsifis, topinambour.

Les fruits : ananas, avocat, banane, carambole, châtaigne, citron, clémentine, fruit de la Passion, goyave, grenade, kaki, kiwi, litchi, mandarine, mangue, pamplemousse, orange, orange sanguine, papaye, poire, pomelo, pomme.

Les féculents

Les féculents, tous riches en glucides complexes (à chaîne moléculaire longue), renferment trois sous-catégories :

- **les légumes secs (ou légumineuses)** : lentilles (blondes, corail, brunes, vertes), lentillons (lentilles rouges de la Champagne), haricots secs (roses, rouges, blancs, noirs, coco, azuki, tarbais, mungo, flageolets, cornilles), fèves, lupin, graines de soja et pois (cassés, chiches, entiers). Ils sont riches en protéines et en acides aminés essentiels, en fibres et en minéraux, mais aussi en vitamines du groupe B.
- **les céréales (entières) et les produits dérivés (produits céréaliers)** : riz, boulgour, maïs, épeautre, orge, seigle, millet, avoine, etc. et tous les produits dont ils sont issus comme la semoule, la polenta, les pâtes, les galettes de sarrasin/de riz/de maïs/de blé, le pain, les biscottes, les céréales pour petit déjeuner, etc. Les céréales brutes (intégrales) ou complètes sont riches en fibres, en vitamines – en particulier du groupe B – et en minéraux.
- **certains tubercules** riches en amidon (aussi appelés aussi de manière équivoque « légumes tubercules ») : pomme de terre, patate douce, manioc, igname.

Ajoutons à ces trois sous-catégories **les châtaignes (qui sont des fruits)**, particulièrement riches en glucides complexes (32 % d'amidon) ainsi que **les « pseudo-céréales » comme le sarrasin, l'amarante ou encore le quinoa (qui sont des plantes)**. Le quinoa, riche en glucides complexes (plus de 50 %) et en protéines, a la particularité de renfermer l'ensemble des 9 acides aminés essentiels (ceux que l'organisme ne sait pas produire mais qui sont indispensables à son bon fonctionnement). Tout comme le soja d'ailleurs.

Le coup de ♥ de la diététicienne

Dans la catégorie des féculents, ma préférence va au **quinoa** et aux **légumineuses** en raison de leur richesse en fibres et en protéines. Ils sont par ailleurs particulièrement rassasiants et satiétants et ont un IG (index glycémique) incroyablement bas (voir page 102). Les légumineuses et le quinoa vous éviteront ainsi des variations brutales de glycémie et vous tiendront loin des hypoglycémies réactionnelles qu'on cherche à limiter à l'arrêt du tabac.

Les sources de protéines

Les sources de protéines peuvent être d'origine animale ou végétale.

Les protéines animales regroupent :

- la viande ;
- le poisson et les produits de la mer ;
- les œufs ;
- les laitages : le lait, les yaourts, le fromage blanc, les petits-suisses, la faisselle, les boissons végétales (enrichies en calcium), mais aussi les fromages.

Les protéines végétales regroupent :

- les alternatives végétales issues principalement du soja : tofu, miso, tempeh, protéines de soja texturées, etc. ;
- les légumineuses associées à des céréales. Les légumineuses trouvent en effet leur place dans deux familles alimentaires différentes (féculents et protéines) du fait des macronutriments

qu'elles renferment (glucides complexes et protéines). Leur association avec des céréales est en revanche essentielle pour qu'elles remplissent le rôle de protéines « complètes » afin d'apporter à l'organisme l'ensemble des 9 acides aminés essentiels ;

• le quinoa qui, pour rappel, en plus d'être riche en protéines, renferme tous les acides aminés essentiels nécessaires à l'organisme (voir page 68).

Les matières grasses ajoutées et les oléagineux

Les matières grasses renferment par définition des lipides (graisses). Cette famille regroupe **les matières grasses d'ajout** (huiles végétales, beurre, crème fraîche, graisse d'oie et de canard, saindoux, etc.), mais aussi **toutes les graines et fruits oléagineux** (dont on peut extraire de l'huile) : fruits à coque (amandes, noix, noisettes, arachides, pistaches…), graines oléagineuses (lin, sésame, chia, tournesol, courge, pignon de pin…) et fruits oléagineux (olives, avocat, noix de coco…).

Les aliments qui la composent sont toutefois de plus ou moins bonne qualité en fonction des acides gras qu'ils renferment :

– **les graisses saturées** : elles sont surtout présentes dans les produits d'origine animale, même si certains aliments d'origine végétale en contiennent (huile de coco, huile de palme et chocolat en particulier). Je ne suis pas pour les classer un peu trop rapidement en tant que « mauvaises graisses », je parlerais plutôt de « graisses à limiter » : leur consommation doit rester modérée.

– **les graisses mono-insaturées** : on les retrouve dans l'huile d'olive et de colza, certains oléagineux (noisette, macadamia…),

l'avocat, mais aussi certaines charcuteries et dans les graisses de canard et d'oie. Elles ne sont pas essentielles car l'organisme sait les fabriquer à partir de certaines graisses saturées.
– **les graisses polyinsaturées** : elles sont essentiellement présentes dans les huiles végétales et les produits issus de la mer (poissons, coquillages et crustacés). Dans cette famille, les oméga-3 et les oméga-6 sont qualifiés d'acides gras essentiels : ils doivent impérativement être apportés par l'alimentation car l'organisme ne sait pas les synthétiser (voir aussi page 95).
– Il existe aussi **les acides gras trans** qu'on retrouve dans les produits issus des animaux ruminants (viande, lait et laitages) et également dans certains produits industriels dans lesquels les fabricants ajoutent de l'hydrogène pour rendre solide un corps gras liquide. C'était le cas par exemple des margarines jusque dans les années 2000.

Les « non-indispensables »

Cette famille est parfois appelée « produits sucrés et produits gras », elle est parfois même désignée sous le vocable d'« aliments interdits » ou « aliments à éviter ». Je suis formellement contre ces deux dernières dénominations. Je les appelle pour ma part « aliments plaisir ». Je recommande de consommer ces produits pour des moments de plaisir et/ou de convivialité et de bien les déguster, en conscience, afin de profiter pleinement de leurs effets sur le système neuronal (aliments doudous, de réconfort). Voir page 139.

Ces aliments et boissons n'ont aucun intérêt nutritionnel (pas ou très peu macronutriments de bonne qualité, de vitamines, de minéraux, de fibres, d'antioxydants), à la différence des autres familles alimentaires, ils ne font donc pas partie intégrante d'une alimentation équilibrée. Ils affichent en plus une forte densité énergétique (ils sont très caloriques) et renferment des calories vides (sans intérêt). Pour autant, **ces aliments et boissons ne vous seront pas interdits dans votre programme**. S'ils ne répondent pas à des besoins de santé – bien au contraire d'ailleurs quand ils sont consommés avec excès –, ils jouent néanmoins un rôle réel dans l'équilibre émotionnel, le plaisir et la convivialité des repas. **On veillera simplement à en modérer la consommation**.

Cette famille regroupe :
- les produits gras, sucrés et/ou salés ;
- tous les produits ultra-transformés : les pâtisseries, les confiseries et les snacks chocolatés, mais aussi les biscuits, une grande majorité des céréales pour petit déjeuner, les chips, les biscuits apéro, etc. ;
- les viandes transformées : cordon-bleu, nuggets, etc. ;
- les boissons sucrées : sodas, sirop, granités. J'ajouterais même les boissons *light* et la très grande majorité des jus de fruits industriels ;
- les produits sucrants : naturels (sirop d'agave, de yacon, xylitol, fructose, stevia, etc.) ou non (édulcorants type aspartame, sucralose, cyclamate, acésulfame K, etc.) ;
- les alcools, quel qu'en soit le degré.

Le coup de ♥ de la diététicienne

Je voudrais ajouter une mention spéciale pour **le chocolat de qualité (à plus de 70 % de cacao), le miel artisanal ainsi que le vin rouge et le champagne.** Ces produits sont classés dans cette famille alimentaire du fait de leur composition nutritionnelle mais ils renferment de réels intérêts pour la santé, au-delà de la notion de plaisir que procure leur consommation. Par exemple, un verre de vin rouge (125 ml) apporte en effet en moyenne 125 mg de polyphénols (les plus puissants antioxydants), soit 4 à 5 fois plus que le vin blanc. Le champagne renferme quant à lui 440 variétés de polyphénols du fait de sa double fermentation [23].

➲ L'assiette santé : la clé d'une alimentation équilibrée

Un repas équilibré apporte à l'organisme ce dont il a besoin pour fonctionner, et ce dans les bonnes proportions : macronutriments (protéines, lipides, glucides [dont fibres]) et micronutriments (vitamines, sels minéraux, oligoéléments…), sans oublier l'eau.

Pour composer un repas équilibré, il existe une astuce simple et redoutablement efficace, qui fonctionne à (presque !) tous les coups en consultation diététique. Imaginez une grande assiette qui contient TOUS les aliments de votre repas (y compris votre entrée, votre vinaigrette, votre pain et votre dessert). Composez celle-ci de telle sorte qu'elle soit divisée en trois parties, comme sur l'illustration de la page suivante.

23. J. Prez-Jimenez, V. Neveu, F. Vos, A. Scalbert, « Identification of the 100 Richest Dietary Sources of Polyphenols: an Appplication of the Phenol-Explorer Database », *European Journal of Clinical Nutrition*, 2010.

Outil

VOTRE ASSIETTE SANTÉ

Assiette alimentaire équilibrée

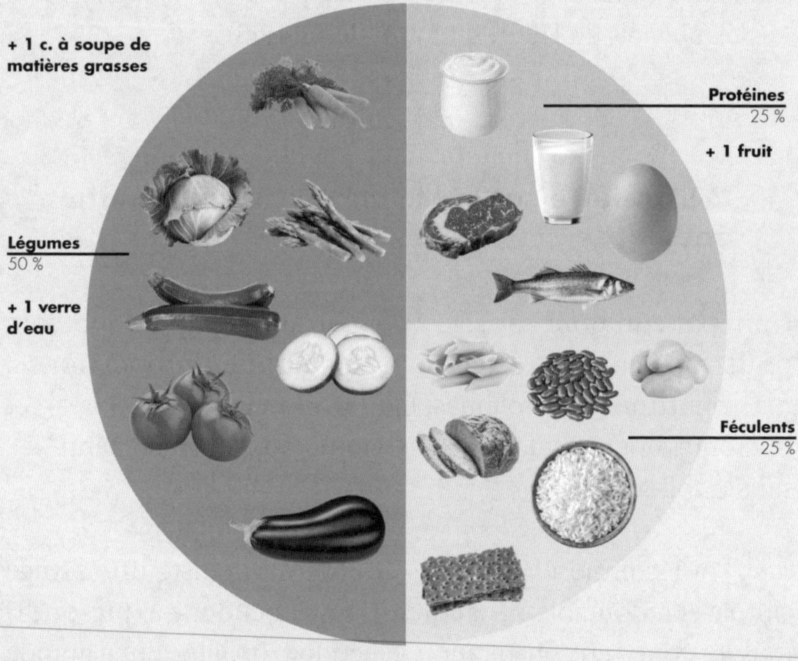

La moitié de votre assiette (au moins) est composée de légumes :

- Crus ou cuits.
- Frais et de saison ou surgelés (non cuisinés).
- Cela inclut les légumes sous toutes leurs formes : crudités, salades composées, soupes, légumes cuits, légumes fermentés
- Attention : les pommes de terre et le maïs ne sont pas des légumes, mais des féculents.

Un quart de votre assiette contient les féculents, par exemple :

• Des légumineuses ♥♥♥ : lentilles, haricots secs, fèves, graines de soja, pois chiches, pois cassés…

• Du quinoa ♥♥♥.

• Des céréales et produits céréaliers : riz (basmati ♥), pâtes (complètes et cuites *al dente* ♥), semoule (complète ♥), pain complet ou semi-complet au levain ♥ ou pain à la farine intégrale ♥, boulgour, avoine, épeautre… Évitez la polenta, le maïs et le millet.

• Des tubercules : patate douce ♥. Limitez les pommes de terre.

Un quart de votre assiette contient les sources de protéines :

• Du poisson (privilégiez les poissons de petite taille et les poissons gras ♥♥♥) ou des fruits de mer ♥♥♥.

• 2 œufs. Choisissez-les bio, issus de la filière Bleu-Blanc-Cœur ♥♥♥ ou de la ferme. Idéalement, les poules doivent être nourries aux graines de lin.

• Du quinoa ♥♥♥ (il est riche en protéines et contient tous les acides aminés).

• Une association de 100 g de céréales + 50 g de légumineuses (voir page 68), pour avoir l'ensemble des 9 acides aminés essentiels ♥♥♥.

• Des alternatives végétariennes : tofu, miso, tempeh, protéines de soja, etc. ♥♥♥.

• Éventuellement un laitage, de préférence de brebis ou de chèvre ♥♥.

• De la viande. Préférez les viandes blanches, la volaille sans la peau, en particulier le canard et l'oie, le gibier et le porc dégraissé. Limitez les viandes rouges et les produits de salaison transformés (charcuterie, bacon, jambon, poisson fumé, etc.).

• 2 tranches de jambon.

Ajoutez à cette belle assiette

- 1 fruit frais entier et de saison (ou des fruits secs, ponctuellement). Limitez simplement les dattes qui ont un index glycémique et une charge glycémique très élevés (voir page 108). Évitez les compotes et les jus de fruit.
- Éventuellement un laitage (préférence de brebis ou de chèvre) si vous aimez cela. Sinon, ce n'est pas une obligation. Mangez 10 amandes à la place par exemple.
- 1 cuillère à café à 1 cuillère à soupe de matières grasses, de préférence de l'huile d'olive, d'avocat et de colza (réservez le beurre et la margarine pour les tartines) ou une quinzaine de fruits à coque (amandes, cerneaux de noix, noisettes). Vous pouvez aussi prendre 1 cuillère à café d'huile + quelques fruits à coque ou graines oléagineuses par exemple. Préférez les huiles végétales de qualité, non raffinées.
- 1 verre d'eau à boire au cours du repas par petites gorgées. Tout au long de la journée, buvez de l'eau, du thé, des tisanes, des infusions ou du café. Les jus de fruits (même maison), sirops et sodas (même *light*) ne sont pas des boissons.

Vous voilà avec un merveilleux repas équilibré et de superbes réflexes alimentaires qui vous permettront de conserver ou retrouver votre juste poids à l'arrêt du tabac. Et mieux encore : cette alimentation optimale contribuera à vous aider à garder votre ligne et à optimiser votre pleine santé pour votre vie d'ex-fumeur en devenir.

Outil

QUELQUES IDÉES D'ACCOMPAGNEMENT

Généralement, vous savez ce que vous allez préparer comme protéines (le plus souvent une viande, un poisson, des œufs ou des protéines végétales), mais vous manquez d'idées pour les accompagner. Voici quelques idées :

• Pennes (complètes) aux poivrons ;

• Spaghetti (complètes) aux champignons ;

• Riz (basmati) et fondue de poireaux ;

• Écrasé de patate douce et haricots verts ;

• Quinoa et tagliatelles de courgettes ;

• Lentilles et carottes ;

• Purée de pois cassés et wok de légumes (surgelé) ;

• Semoule (complète) et julienne de légumes (surgelée) ;

• Salade composée : tomates, concombre, poivrons et pois chiches (ou quinoa, boulgour, riz basmati, pâtes complètes) ;

• Galette de sarrasin (jambon ou œuf + fromage râpé) et fondue d'épinards (frais ou surgelés) ;

• Tarte aux légumes ;

• Soupe de légumes de saison ou surgelés et patate douce.

• Pommes de terre sautées ou purée et salade verte.

Le coup de ♥ de la diététicienne

Voici une astuce toute simple, mais redoutablement efficace pour rétablir l'équilibre dans chacune de vos assiettes. **Commencez TOUJOURS par vous servir les légumes en premier** (la moitié de l'assiette, souvenez-vous !) en toutes circonstances : que vous soyez chez vous, que vous prépariez votre repas du lendemain midi à emporter au travail, que vous soyez au self-service, chez des amis ou invités à un événement. Pensez-y même lors des repas les plus lourds (fêtes de fin d'année, soirées pizza ou raclette, barbecue, etc.). Ajoutez ensuite votre source de protéines et finissez par les féculents ainsi que la matière grasse d'ajout. Cela vous permettra de constituer à coup sûr une assiette équilibrée, sans être tenté de laisser une trop large place aux féculents (ce que font la grande majorité de mes patients que je reçois en consultation). Commencez bien sûr votre repas dans l'ordre que vous le souhaitez : vous n'êtes pas obligé(e) de commencer par les légumes bien sûr.

Règle d'or n° 2 : Végétalisez votre alimentation !

Bonne nouvelle : vous avez déjà presque acquis cette règle d'or si vous avez bien intégré que les légumes devaient représenter la moitié de votre assiette, et qu'il vous fallait finir chaque repas par un fruit. Il ne vous reste plus qu'à mettre en application ces principes ! Une fois que cela deviendra un réflexe pour vous, vous pourrez même faire évoluer quelque peu la règle qui concerne les légumes en leur réservant AU MOINS la moitié de votre assiette pour végétaliser encore un peu plus votre alimentation.

➲ Les nombreux bienfaits des végétaux

Souvenez-vous que les végétaux, quels qu'ils soient – y compris les céréales et les produits céréaliers de bonne qualité (riz basmati ou complet, pâtes complètes, pain au levain, etc., voir page 68) – sont tous riches en vitamines ainsi qu'en fibres et ne contiennent pas de graisses saturées, ces fameuses graisses « à limiter » qui se stockent également plus facilement dans les tissus adipeux. Les fibres ont une incidence positive sur votre transit, génèrent une meilleure satiété et un meilleur rassasiement. Elles aident également à réguler le taux de sucre dans le sang pour éviter les hypoglycémies qui conduisent au grignotage, tant redouté à l'arrêt du tabac. Elles permettent par ailleurs de nourrir votre microbiote intestinal, c'est-à-dire les populations de « bonnes » bactéries de votre organisme et contribuent ainsi à votre équilibre et votre bonne santé.

Passons rapidement à la loupe les produits végétaux et leurs intérêts nutritionnels pour mieux comprendre pourquoi ils doivent avoir une place particulière dans votre alimentation à l'arrêt du tabac (et aussi après !) :

- **Les légumes et les fruits.** Riches en fibres, en vitamines, en minéraux et en antioxydants, ils œuvrent bien sûr pour votre santé. Mais ils sont également très rassasiants et satiétants : ils vous empêcheront d'avoir faim entre les repas et vous aideront ainsi à ne pas avoir envie de grignoter. C'est grâce à eux que vous réussirez à adapter votre consommation de féculents pour vous rapprocher de vos besoins nutritionnels. Ils ont par ailleurs un IG très bas et contribueront à faire baisser la résultante glycémique de votre repas (voir page 102) afin d'orienter votre organisme vers le déstockage des graisses et d'éviter leur stockage en graisses de réserve. Ils vous éviteront également les hypoglycémies qui appellent les produits sucrés.

- **Les légumineuses.** Leur consommation est 10 fois inférieure à celle qu'elle était il y a un siècle, alors qu'elles font partie des féculents les plus intéressants d'un point de vue nutritionnel. Souvenez-vous que leur intérêt est triple : ce sont les féculents les plus riches en fibres, mais aussi en protéines. **Le combo gagnant pour un bon niveau de rassasiement et une satiété maximale mais aussi pour garantir un IG bas afin d'éviter le grignotage et les envies de sucre**. Ce sont les féculents à privilégier pour vous qui arrêtez de fumer, elles vous éviteront d'être tenté(e) par le grignotage.
- **Le quinoa.** Ce féculent est également de grande qualité nutritionnelle : en plus d'avoir d'un IG très bas, il renferme l'ensemble des 9 acides aminés essentiels, ce qui est rare pour un produit végétal (le soja est l'autre exception).
- **Les graines et les fruits oléagineux.** Riches en acides gras insaturés, ils contiennent aussi une grande quantité de vitamines.

Le coup de ♥ de la diététicienne

L'amande est la star incontestable des fruits à coque : c'est la plus riche en fibres, en calcium, en potassium et en vitamine E. C'est aussi elle qui contient le moins d'acides gras saturés et le plus d'acides gras mono-insaturés (les fameuses « bonnes graisses »).

➲ Comment augmenter facilement sa consommation de végétaux

En pratique, voici quelques astuces simples pour donner plus de place aux végétaux dans votre alimentation.

Pour les légumineuses

- **Ne faites plus vos courses (ou vos *drives*) sans passer par le rayon des légumineuses**. Achetez des lentilles, pois cassés, pois chiches, haricots blancs ou rouges… Prenez-les en conserves ou en bocal si vous manquez de temps pour préparer vos repas.
- **Recyclez les bocaux en verre et remplissez-les de légumes secs.** Outre une conservation sans limite de temps, ils seront esthétiques dans votre cuisine. Personnellement, je range mes bocaux en verre à l'envers (couvercle vers le bas) dans un tiroir : cela me permet de visualiser en un coup d'œil leur contenu, et si j'ai besoin d'en racheter. Vous pouvez aussi écrire au marqueur de quelle légumineuse il s'agit sur le pot lui-même ou sur le couvercle.
- **Pour mieux digérer vos légumineuses sèches, faites-les tremper dans un grand volume d'eau additionné d'une pincée de bicarbonate alimentaire**. En plus d'attendrir les fibres et donc de les rendre plus digestes, vous diminuez significativement le temps de cuisson. Si vous les digérez toujours mal (inconforts intestinaux type maux de ventre, ballonnements ou flatulences), ajoutez un peu de bicarbonate alimentaire dans un verre d'eau que vous boirez par petites gorgées. Buvez-en aussi souvent que nécessaire !
- Pour éviter de passer trop de temps en cuisine, **inspirez-vous du *batch cooking*.** Lancez plusieurs cuissons en simultané

avec des lentilles, du riz, des pâtes, du quinoa et/ou des haricots secs par exemple (dans des casseroles différentes, bien sûr !). Une fois ces aliments cuits et refroidis, vous pourrez les conserver dans des boîtes hermétiques au réfrigérateur ou au congélateur pendant plusieurs jours : vos repas qui mettent l'accent sur le végétal seront prêts en un temps record !

• Pour dépanner, **ayez toujours sous la main des conserves** de lentilles, de flageolets, de haricots blancs et de pois chiches (disponibles également en bocaux). C'est la meilleure manière d'inclure des légumineuses dans vos repas quand vous n'avez que très peu de temps pour cuisiner. Pensez aussi à la purée de pois cassés au rayon des surgelés par exemple.

Pour les céréales et les produits céréaliers

• **Ayez toujours dans vos placards les incontournables féculents :** pâtes (intégrales ou complètes), semoule de blé dur, riz (basmati ou complet).

• **Pensez à acheter du quinoa et du boulgour** et renouvelez le stock dès que vous n'en avez plus. Vous pourrez les utiliser à la place de la semoule dans une recette de taboulé, les consommer en lieu et place des pâtes et du riz et préparer de superbes salades composées. Pensez aussi aux recettes sucrées que vous trouverez aisément sur Internet !

• **Pour les repas pressés, ayez le réflexe semoule (de blé dur)**, prête en un temps record : il suffit de la laisser reposer à couvert quelques minutes seulement dans un bol d'eau bouillante.

• **Pour le pain, choisissez-le au levain et/ou le plus foncé possible**. Le levain rend en effet le pain plus digeste et la farine foncée indique un niveau de raffinage faible. Le pain sera alors plus riche en fibres (mais aussi en vitamines et minéraux) et aura un IG plus bas (voir page 108). Il induira alors un meilleur rassasiement ainsi qu'une meilleure satiété et vous évitera les hypoglycémies réactionnelles qui génèrent la faim et les envies de grignotage. Si vous arrêter à la boulangerie ne fait pas partie de vos habitudes quotidiennes de vie, achetez plusieurs pains ou baguettes à la fois. Coupez des tranches, séparez-les et congelez-les. Il ne vous restera plus qu'à les sortir du congélateur le matin, avant de les mettre dans le grille-pain.

Les coups de ♥ de la diététicienne

1. La patate douce : troquez aussi souvent que possible les pommes de terre par de la patate douce. Son IG est bien plus bas (voir page 108). Pensez-y pour vos soupes, vos poêlées et même vos frites.

2. La cuisson *al dente* pour tous vos féculents. Cela est valable pour les pâtes, mais pas seulement : faites de même pour le riz, les lentilles, les haricots rouges ou blancs, les pois chiches et tous les autres féculents ! Pour cela, veillez à stopper la cuisson de manière qu'ils restent un peu croquants (mais pas trop !) sous la dent.

3. L'association légumes-féculents : associez toujours des légumes à vos féculents pour, d'une part, équilibrer le repas, et d'autre part, faire le plein de fibres, de vitamines, de minéraux et d'antioxydants, et enfin pour diminuer la résultante glycémique du repas (voir page 108).

Pour les légumes et les fruits

• **Commencez toujours par remplir (au moins) la moitié de votre assiette de légumes**, comme le prévoit l'assiette alimentaire équilibrée (voir page 74). Cela est valable pour accompagner une viande, du jambon, un poisson, des œufs ou tout autre plat végétarien.
• Adoptez un réflexe simple, mais redoutablement efficace pour équilibrer chacun de vos repas : **ayez toujours à disposition de la salade verte**, préalablement lavée et conservée dans une grande boîte (ou un sachet) hermétique au réfrigérateur. Vous n'aurez plus qu'à la sortir pour accompagner votre viande ou votre poisson grillé, votre omelette ou encore votre plat en sauce qui n'est peut-être pas assez fourni en légumes (lapin à la moutarde, bœuf bourguignon, sauté de veau, etc.). Cette astuce est aussi redoutablement efficace pour équilibrer les plats dont la recette prévoit peu ou pas de légumes : hamburger maison, pizza, quiche, lasagnes, croque-monsieur, tarte salée, etc. Pensez aussi aux carottes râpées ou aux feuilles d'endives que vous pouvez préparer à l'avance.
• **Remplissez votre congélateur de légumes surgelés** : haricots verts, poireaux, brocoli, choux de Bruxelles, chou-fleur, poivrons, courgettes, épinards, carottes, poêlées de légumes, légumes pour wok, julienne de légumes, poêlée de champignons, oignons, etc. La liste est longue et c'est tant mieux : en un rien de temps, vous pourrez préparer des légumes pour chacun de vos repas et les associer entre eux pour éviter toute lassitude. Cuire des légumes à la poêle ne vous prendra pas plus de temps que de cuire des pâtes ou du riz ! Veillez simplement à bien choisir des légumes non cuisinés, souvent trop riches en matières grasses (de piètre

qualité) ajoutées et/ou en sel : évitez les poêlées aux lardons, avec des pommes de terre, à la crème fraîche ou à la sauce au fromage par exemple ! En revanche, pensez à ajouter toutes les épices que vous souhaitez ainsi qu'une touche de crème fraîche de qualité ou un peu de crème de soja.

• **Finissez toujours votre repas par un fruit** : matin, midi et soir. Optez bien pour un fruit frais et entier qui sera bien plus rassasiant (et plus riche en vitamines, en fibres et en minéraux) qu'une compote ou un jus de fruits. Votre satiété – l'état de « non-faim » entre les repas – sera aussi plus longue avec des fruits entiers.

LES FRUITS : AU DÉBUT, À LA FIN OU À DISTANCE DU REPAS ?

C'est une question qui revient souvent en consultation. Ma réponse est toujours la même : tout dépend de votre tolérance digestive personnelle. Si vous avez tendance à avoir des désordres digestifs, que vous êtes souvent ballonné(e), que vous avez fréquemment des flatulences, ou que vous êtes sujet(te) aux maux de ventre, il peut être intéressant de manger vos fruits au moins 20 minutes avant de passer à table ou bien de les consommer à distance des repas, en guise de collation par exemple. Mais si vous n'avez aucune gêne digestive, ne vous privez surtout pas d'un fruit en dessert, à la fin de chaque repas !

• **Évitez les produits industriels type soupes, purées, compotes, jus de fruits**, même 100 % pur jus. Et ne vous laissez pas abuser par les mentions type « issu de l'agriculture biologique » ou « meilleur produit de l'année » ! Retenez que les produits industriels ont été élaborés, dans le meilleur des cas, plusieurs jours, voire plusieurs mois auparavant. Les vitamines, les minéraux et les antioxydants s'altèrent au contact de la lumière, de la chaleur et de l'air, ces produits ne renferment alors plus aucun intérêt nutritionnel.

• Pour varier les plaisirs, **n'hésitez pas à préparer des compotes** (avec un peu de vanille ou de cannelle) **et des jus de fruits maison**, le week-end par exemple, quand vous avez un peu plus de temps. Bien que les vitamines et les fibres aient été quelque peu altérées, ces produits maison restent intéressants sur le plan nutritionnel, d'autant plus si vous cuisez peu les fruits des compotes et que vous conservez la pulpe du jus de fruits. **Il en est de même pour les jus de légumes ou les soupes maison** qui renferment la grande majorité des vertus nutritionnelles des légumes. Retenez bien toutefois que les jus de fruits, les compotes et les soupes maison seront moins rassasiants et satiétogènes que les fruits et les légumes consommés entiers, que vous mastiquerez !

• Essayez de choisir **des légumes et des fruits de saison** : moins traités, ils seront aussi plus riches en vitamines, en minéraux et en antioxydants. Ils auront aussi un impact écologique et économique moindre. Voir le calendrier page 66.

Pour les oléagineux

• Achetez des fruits oléagineux (amandes, noix, noisettes par exemple) lors de vos prochaines courses, de préférence **en petite quantité** (car certains ont tendance à rancir), et renouvelez souvent le stock. Conservez-les à l'abri de l'air et de la lumière (dans un placard ou un tiroir), idéalement dans des pots en verre (style pots à confiture), éventuellement à l'envers si l'astuce esthétique vous plaît.

• **Emportez au travail une petite boîte hermétique** dans laquelle vous mettrez des amandes : elles seront parfaites pour couper une petite faim. Comptez une dizaine d'amandes pour votre collation.

• **Comptez 1 à 2 portions d'oléagineux par jour.** 1 portion = 8 noix ou 15 amandes ou noisettes, ou 1 cuillère à soupe de graines. Les oléagineux sont parfaits en guise de collation, mais vous pouvez aussi les ajouter à vos laitages, à votre muesli ou à vos salades composées. Les noisettes et les amandes concassées se marient également à merveille avec le quinoa.

Règle d'or n° 3 : Consommez une source de protéines à chaque repas

➲ Les nombreux bienfaits des protéines

Les protéines font partie des trois macronutriments, avec les glucides et les lipides. Elles interviennent dans la constitution de l'organisme à plusieurs niveaux : squelette, muscles, croissance et défenses immunitaires. Elles sont donc indispensables à votre équilibre et au maintien de votre santé.

Ce sont par ailleurs les macronutriments les plus rassasiants et les plus satiétogènes : non seulement ils vont vous permettre de réguler votre faim au cours du repas (rassasiement), mais ils vous éviteront aussi de ressentir le besoin de manger entre deux repas (satiété). À l'arrêt du tabac, leur rôle est particulièrement important pour éviter d'avoir faim ou envie de sucre, mais aussi pour éviter de tomber dans les pièges du grignotage. C'est précisément pour ces raisons que cette règle est extrêmement importante pour vous qui souhaitez arrêter de fumer sans prendre de poids.

Quand on évoque les protéines, beaucoup pensent aux produits animaux : la viande, le poisson et les œufs, et ils n'ont pas tort. Mais les protéines sont également présentes dans les produits d'origine végétale (voir page 92).

Pour les protéines, la règle est simple : vous devez en consommer une portion à chaque repas, y compris au petit déjeuner, qu'il s'agisse de protéines animales ou végétales. Voici quelques points de repère pour varier les plaisirs.

1 portion de protéines =

- l'équivalent d'une paume de la main (circonférence et épaisseur) de viande ;
- l'équivalent d'une main entière (taille et épaisseur) de poisson ;
- 6 huîtres ;
- 1/2 assiette de fruits de mer ou 1 assiette de moules ;
- 1 boîte de sardines ou de maquereau ;
- 2 tranches de jambon ou de blanc de volaille (dinde ou poulet) ;
- 2 œufs de poule ;
- 4 à 6 tranches de bacon, de viande des Grisons ou de bresaola ;
- 100 g de céréales cuites + 50 g de légumineuses cuites ;
- 120 g de tofu nature, de tempeh ou de seitan ;
- 100 g d'escalope végétale ou de steak à base de soja (à moins de 6 g de lipides/100 g) ;

- 50 g de protéines de soja texturées à réhydrater ;
- 1 part (30 g environ) de fromage ;
- 1 grand verre (250 ml) de lait ou de boisson végétale ;
- 1 yaourt (100 g), 1 petit pot de fromage blanc (100 g) ou 2 petits-suisses…

À noter : j'ai volontairement évité les grammages autant que possible, pour vous éviter de peser vos aliments, ce qui, par expérience, génère une charge mentale et une frustration qui se révèlent rapidement contre-productives : peser ses aliments rejoint les effets du stress engendré par les régimes (voir page 54).

➲ Bien choisir ses sources de protéines

La viande, le poisson et les œufs

- **Choisissez des œufs fermiers,** issus de poules élevées en plein air et, idéalement, nourries aux graines de lin. Les jaunes d'œufs seront alors de bien meilleure qualité nutritionnelle avec une bonne quantité d'oméga-3. Pour repérer en un coup d'œil des œufs de bonne qualité en grande surface, cherchez les boîtes sur lesquelles est apposé le label « Bleu-Blanc-Cœur » ou optez pour des œufs bio : les poules, en plus d'être élevées dans de bonnes conditions, sont aussi nourries selon un cahier des charges précis qui garantit la qualité des œufs.
- **Privilégiez les poissons de petite taille et les poissons sauvages (par opposition aux poissons d'élevage).** Situés en début de chaîne alimentaire, les poissons de petite taille sont moins pollués de mercure, un métal lourd potentiellement toxique pour l'être humain. Évitez l'espadon, le requin, la

vive, le flétan, le barracuda, l'éperlan, le bar et le thon qui sont les poissons les plus contaminés. Les poissons sauvages, quant à eux, ne subissent pas de traitements antibiotiques, à l'inverse de la majorité des poissons d'élevage.

• **Consommez régulièrement des petits poissons gras** : ils sont riches en oméga-3 (EPA et DHA), des acides gras essentiels aux structures des cellules nerveuses et rétiniennes. Ils favorisent aussi le développement intellectuel et exercent un pouvoir protecteur contre les maladies cardiovasculaires et cérébrovasculaires. En augmentant la production de sérotonine, ils aident également à lutter contre la dépression. Misez sur les sardines, les harengs, les anchois, les maquereaux plutôt que sur le thon et le saumon.

• **Bannissez le surimi :** certaines références contiennent 40 % seulement de chair de poisson et 60 % d'huile, d'amidon, de sucre, d'eau et d'arôme.

• **Pensez à consommer de temps en temps des coquillages et des crustacés.** Si vous n'avez pas l'habitude d'en acheter et que vous aimez cela, profitez des sorties au restaurant pour en commander : crevettes, gambas, saint-jacques, plateau de fruits de mer, etc.

Poissons : faites les bons choix

Poissons à éviter : poissons d'élevage ou situés en bout de chaîne alimentaire (gros poissons)	**Poissons et fruits de mer à privilégier :** poissons sauvages ou situés en début de chaîne alimentaire (poissons de petite taille)
Anguille Bar Barracuda Bonite Brochet Congre Daurade Empereur Espadon Flétan Lotte Loup de l'Atlantique Marlin Raie Sabre Sébaste Thon (blanc et rouge) Requin Vive	Anchois Charbonnier Éperlan Hareng Maquereau Mulet Pilchard Sardine Saumon sauvage Truite grise Truite saumonée Coquillages et crustacés : bigorneaux, bulots, crabe, crevettes, huîtres, moules, etc.

• **Prudence avec les viandes rouges** : de nombreuses études ont montré que les plus grands consommateurs de viande rouge sont les plus sujets aux cancers, notamment digestifs. Gardez-en une consommation raisonnable (1 à 2 fois par semaine) et gardez en tête que vous devez avoir dans votre assiette une petite portion de viande pour une grande portion de légumes et non l'inverse.

• **Privilégiez les viandes blanches et les volailles (sans la peau)** : dinde, poulet, pintade, canard, oie, mais aussi lapin et porc dégraissé (ôtez les parties grasses visibles).

• En ce qui concerne la viande en général, **la qualité doit primer la quantité** : consommez moins de viande, mais choisissez des morceaux doublement bons pour vos papilles et pour votre santé. Choisissez des volailles labellisées Bleu-Blanc-Cœur ou élevées en plein air. Les volailles élevées en batterie reçoivent des traitements médicamenteux et sont soumises à un stress intense.

• **Modérez votre consommation de charcuteries :** riches en acides gras saturés, elles nuisent à l'équilibre optimal des graisses alimentaires. Les charcuteries les moins grasses sont le jambon blanc découenné et dégraissé, le jambon sec dégraissé ainsi que le bacon. Le speck, la viande des Grisons et la bresaola sont aussi de bons choix pour une consommation ponctuelle (pour une raclette ou un plateau de tapas par exemple).

Les légumineuses et les produits végétariens

• **Associez toujours les légumineuses aux céréales**, afin de profiter des 9 acides aminés essentiels. Les légumineuses, les pâtes ou le riz consommés seuls ne remplacent pas la viande, le poisson ou les œufs car ils n'apportent pas tous les acides aminés essentiels (que le corps ne sait pas synthétiser).

ÉQUIVALENCES VÉGÉTARIENNES : ADOPTEZ LES BONS RÉFLEXES !

Pour vous aider à faire les bonnes associations, voici un repère simple :

Une portion de protéines = 100 g de céréales (4 c. à soupe) + 50 g de légumineuses (2 c. à soupe) en poids cuit.

Inspirez-vous du comportement instinctif des civilisations d'ici et d'ailleurs qui se sont naturellement orientées vers les justes associations pour des raisons évidentes de santé :

– dans les Caraïbes, on pratique par exemple la combinaison des haricots avec du riz ;

– en Inde, le dhal de lentilles est servi avec des galettes chapati de blé ou avec du riz ;

– en Afrique du Nord, le couscous est confectionné avec de la semoule et des pois chiches.

• Vous pouvez aussi miser sur **tous les produits dérivés du soja**, comme le tofu. Il est très riche en protéines végétales. Il est par ailleurs très digeste et riche en nombreux minéraux et vitamines. Son goût étant un peu fade, n'hésitez pas à l'agrémenter d'épices, à le faire mariner. Pensez aussi au tempeh, préparé à partir de graines de soja entières et fermentées, qui a un goût un peu plus prononcé, ou encore aux protéines de soja texturées à réhydrater, idéales pour remplacer la viande dans des recettes comme les pâtes à la bolognaise, les lasagnes, la blanquette, etc.

• Vous pouvez consommer du **seitan**, fabriqué à partir de gluten de blé. Son goût est peu prononcé. Vous pouvez l'utiliser en lieu et place de la viande dans de nombreuses recettes : hachis parmentier, plats mijotés

• Et les produits type **« escalopes végétales » ou « steaks végétaux » à base de soja, de tofu ?** S'ils sont pratiques (car prêts à réchauffer), ces aliments font partie de la famille des produits ultra-transformés. Ils sont généralement riches en additifs, en sucre, en mauvaises graisses. Leur consommation doit donc rester occasionnelle. Pour faire les bons choix, privilégiez les produits qui affichent moins de 6 g de lipides pour 100 g et lisez bien la liste des ingrédients pour vous assurer de la qualité de ceux-ci.

Les laitages et les boissons végétales

• **Privilégiez les laitages de brebis ou de chèvre** qui contiennent naturellement moins d'hormones de croissance et moins de lactosérum, une protéine qui stimule la sécrétion de l'insuline (voir page 109).

• **Préférez les fromages à pâte dure** car ils ne renferment pas de lactosérum (voir page 109) : manchego, tomme, beaufort, emmental, comté, ossau-iraty, cantal, abondance, mimolette, laguiole, parmesan, etc. Limitez leur consommation à une portion par jour.

• **Si vous choisissez des boissons végétales,** choisissez-les de préférence enrichies en calcium. Privilégiez les boissons d'avoine, d'épeautre, de soja, d'amande ou de noisette, et évitez les boissons de riz et de châtaigne (qui affichent un IG élevé).

• **Attention au sucre ajouté dans les laitages**. Essayez de les consommer natures. Vous pouvez aussi y ajouter des grains de vanille, quelques gouttes de citron ou bien de la cannelle. Si vraiment vous ne pouvez pas les consommer sans sucre, optez pour un produit sucrant naturel à IG bas (voir page 102).

Règle d'or n° 4 : Ne zappez pas les matières grasses

➲ Elles sont indispensables au bon fonctionnement de l'organisme !

Souvent bannies dans les régimes car elles sont hypercaloriques (les lipides sont les macronutriments les plus énergétiques avec 9 kcal/g), les matières grasses sont pourtant essentielles au bon fonctionnement de votre organisme, notamment pour assurer la physiologie neuronale, et donc pour la transmission des messages nerveux. Le cerveau étant essentiellement constitué de graisses, un apport nutritionnel en matières grasses de qualité est essentiel à son développement lors de l'enfance puis au maintien de ses fonctions à tout âge. Les acides gras sont donc nécessaires pour votre bon équilibre neuronal, y compris à l'arrêt du tabac. Plus encore : ils sont indispensables.

Dans la famille des acides gras polyinsaturés, deux acides gras sont même dits essentiels : les précieux oméga-3 et oméga-6, des graisses que notre corps ne sait pas fabriquer tout seul, et qui sont indispensables pour notre santé. Ils sont en effet importants pour la structure et les fonctions des membranes cellulaires et ils servent de précurseurs des hormones, qui jouent un rôle crucial dans notre équilibre. Ce sont des graisses essentielles non seulement pour notre croissance et notre développement, mais aussi pour la prévention et le traitement de certaines maladies chroniques.

➲ Les différentes matières grasses ajoutées

Pour garantir le bon fonctionnement de l'organisme, il convient d'assurer, à travers l'alimentation, un juste équilibre entre les différents acides gras.

Au sujet des matières grasses d'ajout, on recommande de varier les sources et d'en consommer de manière modérée (nos besoins énergétiques sont rapidement couverts d'un point de vue quantitatif). Sur le plan qualitatif, on privilégiera les produits issus du monde végétal car ils renferment des acides gras insaturés qui contribuent à protéger le cœur et le système cardiovasculaire (ce sont les fameuses « bonnes graisses »), ainsi que les huiles affichant un ratio oméga-3/oméga-6 équilibré.

ATTENTION AU RAPPORT OMÉGA-3/OMÉGA-6 !

Une santé optimale découle d'un équilibre approprié des acides gras dans l'alimentation et en particulier du rapport oméga-3/oméga-6. Or, l'alimentation moderne, qui abonde en produits d'origine animale et en huiles végétales raffinées, fournit une bien trop grande quantité d'oméga-6 (qui favorisent les inflammations) et souvent une quantité insuffisante d'oméga-3 (qui, à l'inverse, ont des effets anti-inflammatoires). Un trop faible apport en oméga-3 peut donc favoriser les maladies cardiaques, les accidents vasculaires cérébraux, les maladies auto-immunes, les maladies de la peau, la dépression et peut également augmenter le risque de cancer. Tout l'enjeu réside dans le choix judicieux de vos

matières grasses pour atteindre l'équilibre oméga-3/oméga-6 idéal et diminuer l'écart entre les deux.
Les recommandations de l'Afssa (Agence française de sécurité sanitaire des aliments) préconisent un rapport oméga-3/oméga-6 proche de 1/5, c'est-à-dire que l'alimentation devrait apporter 5 fois plus d'oméga-6 que d'oméga-3. Or, en France, le ratio moyen est de 18 et aux États-Unis, il peut monter jusqu'à 40 Un mauvais ratio serait à l'origine de l'obésité. Vous comprenez pourquoi il est primordial de bien choisir vos graisses à l'arrêt du tabac et surtout sur le long terme, si vous souhaitez éviter toute prise de poids et préserver votre santé.

Les principales sources d'oméga-3 : huile de colza, huile de lin, graines de lin, graines de chia, noix, huile de foie de morue, petits poissons gras (maquereau, sardine, hareng, foie de morue, anchois)...
Les principales sources d'oméga-6 : huiles de soja, de pépins de raisin, de maïs, de tournesol, viandes, aliments transformés...

• **À privilégier** :
– les huiles végétales de colza, olive, avocat, lin, carthame, cameline, noisette. L'huile de noix, bien que riche en oméga-3 (12 %), présente quant à elle un ratio oméga-3/oméga-6 un peu élevé (1/5) avec 53 % d'oméga-6 (dont on cherche à limiter la consommation car nos besoins sont couverts par notre alimentation moderne, voir page 96). Si c'est une huile que vous appréciez, associez-la à de l'huile de colza pour équilibrer le rapport oméga-3/oméga-6.
– Choisissez des huiles non raffinées : elles conservent les composés actifs bénéfiques, avec notamment plus

d'antioxydants (dont les polyphénols) que les huiles raffinées. J'attribue une mention spéciale à l'huile d'olive, l'huile de colza et l'huile de lin (je vous explique pourquoi un peu plus loin, voir page 101).

• **À consommer avec modération :**

– le beurre (pour les tartines uniquement) et la crème fraîche, qui contiennent une grande quantité d'acides gras saturés. Quand vous en consommez trop, ces graisses prennent la place d'autres matières grasses plus équilibrées et vous éloignent de la répartition idéale pour laquelle votre corps est fait.

– la margarine. Les margarines ont longtemps été fabriquées à partir d'hydrogénation partielle des graisses végétales afin de les rendre solides. Elles renfermaient des taux élevés d'acides gras trans réputés augmenter les risques d'infarctus, d'accident vasculaire cérébral, de diabète, d'obésité et de résistance à l'insuline notamment. Depuis les années 2000, les procédés de fabrication ont nettement évolué. Dorénavant, la qualité des margarines est plus ou moins semblable à celle du beurre. Évitez les margarines aux stérols qui sont un leurre marketing. Réservez la margarine pour les tartines et ne la cuisez pas.

– les graisses d'oie et de canard. Elles sont plus intéressantes que le beurre par exemple car elles renferment environ 60 % d'acides gras mono-insaturés, de la même famille que ceux de l'huile d'olive. Utilisez-les tout de même ponctuellement car elles renferment 33 % d'acides gras saturés.

• **À consommer ponctuellement :**

– l'huile de coco : elle contient 93 % de graisses saturées (le beurre en contient « seulement » 65,5 %) ! Toutefois, il n'existe pas de preuve que l'huile de coco favorise les maladies cardiovasculaires.

D'autant plus que cette huile est majoritairement consommée en Thaïlande où l'incidence de ces maladies est la troisième plus faible d'Asie du Sud-Est. Je vous recommande toutefois de réserver l'huile de coco pour un usage ponctuel, lorsque vous faites des fritures par exemple (voir page 100).

– l'huile de pépins de raisin, de tournesol, de soja et de maïs. Ces huiles ne correspondent pas à nos besoins nutritionnels et ne devraient pas être consommées régulièrement. Elles renferment en effet une grande quantité d'oméga-6, alors que notre alimentation moderne en apporte déjà bien trop. Utilisez-les ponctuellement, toujours à froid (en assaisonnement) et toujours associées à de l'huile de colza pour équilibrer le rapport oméga-3/oméga-6.

➲ Bien utiliser les matières grasses

• De manière générale, suivez le conseil du Pr Walter Willett (Harvard)[24] : **« Utilisez des graisses naturelles liquides (donc végétales) aussi souvent que possible »**. Gardez le beurre, le saindoux, la crème fraîche, la margarine et l'huile de coco ou de palme hydrogénée pour un usage ponctuel.

• **Variez les matières grasses d'ajout** afin de profiter des bénéfices des unes et des autres et ayez toujours dans vos placards de l'huile de colza et de l'huile d'olive.

---

24. Le docteur Willett est professeur d'épidémiologie et de nutrition, président de la faculté de nutrition à la Harvard School of Public Health et professeur de médecine à la Harvard Medical School, aux États-Unis. Il a axé ses travaux des trente dernières années principalement sur l'élaboration de méthodes d'études concernant l'effet de l'alimentation sur l'incidence des grandes maladies, en recourant à l'emploi de questionnaires et à des approches biochimiques. Le docteur Willett a publié plus de 1 500 articles, essentiellement sur les facteurs de risque liés au style de vie pour les maladies cardiaques et le cancer.

• **Pour vos vinaigrettes,** utilisez de préférence un mélange à parts égales d'huile d'olive (ou huile d'avocat) et d'huile de colza. Choisissez des huiles de première pression à froid, éventuellement bio.

• Stockez impérativement les huiles riches en oméga-3 (colza, mais aussi lin et noix) **à l'abri de la lumière et idéalement au réfrigérateur.** Toute exposition de ces huiles à l'oxygène de l'air induit une oxydation des acides gras, une perte d'oméga-3 et un rancissement de l'huile. Ce processus est augmenté au contact également de la chaleur et de la lumière.

• **Réservez les fritures pour des occasions ponctuelles** car elles sont associées à des problèmes de santé (résistance à l'insuline, hypertension, etc.). Si toutefois vous réalisez des fritures, l'huile de coco est le choix numéro 1 (car son point de fumée, c'est-à-dire la température à partir de laquelle elle devient toxique, est élevé). Viennent ensuite les huiles d'olive, de tournesol, d'arachide puis de noisette. Si cela n'est pas déjà fait, il vous faut absolument tester les frites maison cuites au four, beaucoup moins grasses : vous pouvez les préparer avec des pommes de terre, mais aussi avec des patates douces, des panais ou des carottes !

• **Gardez la main légère sur la crème fraîche :** elle renferme des acides gras saturés qui, consommés en excès, sont délétères pour le bon fonctionnement du cœur et du système cardiovasculaire.

• **Gardez le plaisir du beurre,** mais uniquement sur les tartines. Ne le chauffez pas !

• **Attention également à la margarine** comme source principale de matières grasses, y compris celles aux phytostérols, censés lutter contre le cholestérol et le risque coronariens : il est possible que les phytostérols, à dose élevée, contribuent aux maladies qu'ils sont censés prévenir[25]. Tout comme pour le beurre, réservez son usage uniquement aux tartines (cru).

• **Ajoutez des graines et des fruits oléagineux** dans vos salades, vos *bowls* et vos céréales pour le petit déjeuner : amandes, noisettes, graines de chia ou de courge par exemple (voir conseils page 148). Une bonne manière d'augmenter sa consommation de bonnes graisses.

• **Ajoutez des fruits à coque à chacune de vos collations.** Mention spéciale pour les amandes (voir page 80).

Les coups de ♥ de la diététicienne

• **Le mélange d'huile de colza (1 c. à soupe) et d'huile d'olive (1 bonne c. à café).** Ce duo permet de se rapprocher de la composition de l'huile idéale, avec un rapport oméga-3/oméga-6 quasi parfait. L'huile de colza, en plus d'être peu onéreuse, serait particulièrement intéressante pour vous dès l'arrêt du tabac, car couplée à une alimentation à charge glycémique basse (voir page 102), elle aide à contrôler le taux de sucre dans le sang et peut ainsi vous aider à éviter de succomber au grignotage.

• **L'huile de lin (1 c. à café)** remporte aussi une mention spéciale car il s'agit de l'huile la plus riche en oméga-3. Elle présente un rapport oméga-3/oméga-6 de 4. Un record pour une huile à elle seule ! Attention toutefois car elle est très fragile : ne la chauffez pas, utilisez-la uniquement pour l'assaisonnement et conservez-la au réfrigérateur.

---

25. J.-M. Lecerf, M. de Lorgeril, « Dietary Cholesterol: From Physiology to Cardiovascular Risk », *British Journal of Nutrition*, 2011.

• **Pour la cuisson, l'huile d'olive** est un excellent choix : il s'agit de l'huile la plus riche en acides gras mono-insaturés qui sont les plus résistants. Et surtout, elle renferme de précieux polyphénols qui protègent la vitamine E, normalement détruite à la cuisson et qui inhibe les réactions d'oxydation. En plus de contenir moins de composés oxydés, les bains de friture d'huile d'olive se conservent plus longtemps que ceux d'huiles polyinsaturées (soja, tournesol, maïs).

Matières grasses : faites les bons choix !	
Assaisonnement (à froid)	Huile de colza + huile d'olive ♥ Huile de colza + huile d'avocat ♥ Huile de lin ♥ Huile de noix : occasionnellement ou en association avec de l'huile de colza.
Cuisson à la poêle, à la casserole ou au four	Huile d'olive ♥ Huile de coco ♥ Huile de noisette
Wok et fritures	Huile de coco ♥ Huile de coco ou de palme hydrogénée ♥ Huile d'olive

Règle d'or n° 5 : Adoptez une alimentation à index glycémique bas

➲ Qu'est-ce que l'index glycémique (IG) ?

Quand vous mangez des aliments contenant des glucides (sucres), votre taux de sucre dans le sang (glycémie) augmente. Vous pensez que les pommes de terre sont des « sucres lents » et qu'elles font moins augmenter votre taux de sucre dans le sang que le sucre blanc, un « sucre rapide » ? Ce qui suit va vous surprendre. Et peut-être même que vous vous passionnerez par la suite pour les index glycémiques, comme moi depuis quinze ans !

Pendant des années, on s'est contentés de distinguer les glucides en fonction de leur structure moléculaire : on opposait les glucides simples (glucose, fructose – le sucre des fruits notamment –, saccharose – le sucre blanc de table –, etc.), qui sont de petites molécules, aux glucides complexes (pain, pâtes, riz, pommes de terre), de poids moléculaire plus élevé. Si cette classification est correcte d'un point de vue chimique, la supposition qu'on a fait à son sujet a mené à la confusion la plus totale de l'histoire de la nutrition : on a longtemps supposé que les glucides simples étaient rapidement absorbés et que les glucides complexes étaient digérés lentement et libéraient leur glucose dans le sang progressivement. C'est ainsi qu'on a vulgarisé toute la complexité de la biochimie des glucides en « sucres rapides » et « sucres lents ».

Mais cette notion de « sucres rapides » et « sucres lents » – encore aujourd'hui utilisée dans les programmes de formation et le discours de bon nombre de diététiciens et de médecins-nutritionnistes – relève d'une pure théorie qui ne correspond à aucune réalité physiologique. C'est ce qu'ont montré, en 1981, David Jenkins et Tom Wolever, deux chercheurs de l'université de Toronto à l'origine du concept des index glycémiques. Michel Montignac, spécialiste de la nutrition reconnu dans le monde entier et expert des index glycémiques, est le premier à avoir proposé, au début des années 1990, l'utilisation de ce concept dans le domaine de la prévention et de la réduction de l'obésité. Il a été suivi depuis par de nombreux leaders d'opinion dans le domaine de la santé. Il a démontré au fil de ses recherches que les calories n'étaient pas un facteur déterminant dans la prise de poids : « On ne grossit pas parce qu'on mange trop, mais parce qu'on mange mal. »

Tous les glucides, quels qu'ils soient (simples ou complexes), provoquent un pic de glycémie 30 minutes après leur consommation. **Cela fait donc plus de quarante ans qu'on ne devrait plus parler de « sucres lents » et de « sucres rapides » !** Seule l'amplitude du pic de glycémie diffère. Cette dernière est propre à chaque aliment et n'est absolument pas conditionnée par la taille de la structure moléculaire des glucides qu'il renferme : manger un sucre simple n'augmente pas nécessairement plus votre glycémie qu'un sucre complexe et l'inverse n'est pas vrai non plus (voir le schéma ci-après). La glycémie dépend d'une multitude d'autres facteurs que nous verrons un peu plus tard pour bien comprendre toute la finesse des index glycémiques. Retenez simplement pour le moment que l'index glycémique d'un aliment est un indicateur fiable pour comparer les glucides : il mesure l'impact d'un aliment sur la glycémie (amplitude du pic) par rapport à un standard de référence qui est le glucose pur. Pour simplifier : plus un aliment provoque une augmentation importante de la glycémie, plus son index glycémique est élevé.

Variation de la glycémie après l'ingestion de pommes de terre et de sucre blanc

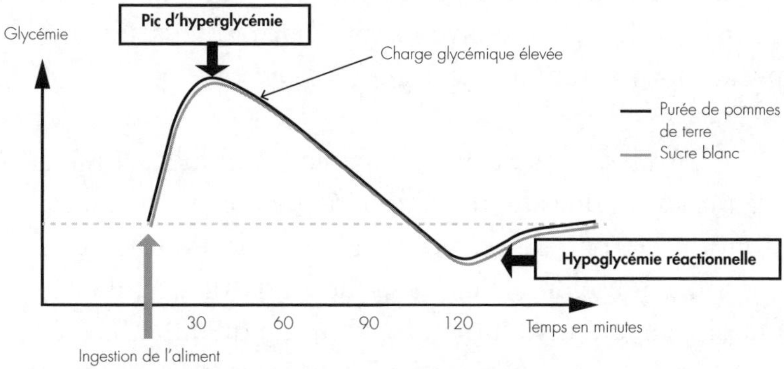

CE QU'IL FAUT RETENIR

- **On ne devrait plus parler de sucres lents et sucres rapides** : c'est une hérésie d'un point de vue scientifique !
- **L'index glycémique permet de hiérarchiser les glucides en fonction** non pas de la quantité de glucides qu'ils renferment, mais **de la qualité** de ces derniers.
- **Plus un aliment augmente la glycémie, plus son IG est élevé. Et inversement.**

➲ Pourquoi opter pour une alimentation à IG bas ?

Quand le taux de sucre dans le sang augmente, le pancréas réagit en sécrétant une hormone destinée à rétablir la glycémie à son niveau normal (autour de 1 g/l) : l'insuline. La consommation d'un aliment à IG bas induit une faible augmentation de la glycémie et un flux d'insuline faible, proportionnel à l'intensité de l'augmentation de la glycémie. Votre taux de sucre dans le sang revient progressivement et harmonieusement à son niveau normal (autour de 1 g/l).

À l'inverse, quand vous ingérez un aliment à IG élevé, cela provoque une augmentation intense de la glycémie. Cette situation est perçue par le pancréas comme une véritable agression : déboussolé et en situation d'urgence, il ordonne une décharge d'insuline en très grande quantité. C'est cette hypersécrétion d'insuline qui conduit à des fausses faims mais aussi à la prise de poids.

Prenons le temps de bien comprendre ce qu'il se passe quand on consomme un aliment à index glycémique élevé…

• Problème n° 1 : la sécrétion d'insuline est si importante que le taux de sucre dans le sang redescend à un niveau trop bas, au point de provoquer une hypoglycémie, qualifiée d'« hypoglycémie réactionnelle ». Conséquence : vous vous sentez irritable, affaibli, fatigué (c'est le fameux « coup de pompe » après le repas) et parfois même au bord du malaise. Vous avez faim et vous avez physiologiquement BESOIN de sucre.

De nouveau en situation de stress, votre organisme ordonne à votre cerveau d'adapter votre comportement alimentaire : **vous êtes biologiquement tenté de manger de nouveau un aliment à IG élevé pour faire remonter votre glycémie**. Le cercle vicieux infernal est lancé : vous alternez hyper- et hypoglycémies tout au long de la journée et déréglez chaque fois un peu plus votre centre de contrôle de la satiété.

• Problème n° 2 : l'insuline intervient directement dans la prise de poids car elle stimule la lipogenèse (stockage des graisses) et inhibe la lipolyse (utilisation des graisses de réserve). En d'autres termes, **quand vous consommez des aliments à IG élevé au cours d'un repas, vous stockez une partie de l'énergie des aliments en graisses** et vous bloquez la combustion des graisses de réserve. Difficile dans ce cas d'éviter un rebond pondéral, qui plus est, à l'arrêt du tabac !

Vous comprenez précisément pourquoi il est doublement dans votre intérêt d'adopter une alimentation à IG bas à l'arrêt du tabac : **non seulement pour éviter les fausses faims mais aussi pour ne pas prendre du poids.** Sans compter que les aliments à IG élevé augmentent le risque de diabète, d'infarctus et même de certains cancers.

Attention : si vous pensez que les aliments au goût le plus sucré, comme les cerises, le sirop d'agave et le miel, ont un IG élevé et que les féculents ont un IG bas, regardez de nouveau avec attention le schéma n° 1 et lisez la suite avec attention.

Bonne nouvelle toutefois : l'élévation moyenne de votre glycémie est fonction de la composition globale de votre repas du fait de l'interaction entre les différents aliments qui le composent. C'est ce qu'on appelle la résultante glycémique (RG). Cela implique qu'avec quelques astuces simples – que je vais vous donner –, il ne sera pas nécessaire de supprimer quelque aliment que ce soit. Car, souvenez-vous, nous ne sommes pas dans un régime d'exclusion !

LES POINTS DE REPÈRE

- **Aliments à privilégier : IG entre 0 et 35** ♥

Il s'agit d'aliments qui ont peu d'impact sur votre glycémie : la grande majorité des légumes, la plupart des fruits, les légumineuses, le quinoa, etc.

- **Aliments « neutres » : IG entre 36 et 50** ♥

Il s'agit d'aliments qui élèvent modérément votre glycémie : certains fruits et légumes, les pâtes intégrales ou complètes, le riz basmati ou complet, le boulgour, la patate douce, le pain de seigle complet, etc. Idéalement, consommez-les en association avec des aliments à IG bas.

- **Aliments à éviter : IG entre 51 et 100**

Il s'agit d'aliments qui augmentent votre glycémie de manière importante : certains fruits et légumes (dattes, courges en particulier), le maïs, la plupart des pains (blanc, complet, aux céréales) dont les pains sans gluten (farine de riz, de maïs, de pomme de terre ou de châtaigne), la boisson végétale de riz ou de châtaigne, les biscottes et galettes soufflées (de riz par exemple), tous les riz (sauf basmati, complet ou sauvage), la plupart des produits sucrants, la pomme de terre cuite, les alcools, etc. Consommez-les occasionnellement, toujours au sein d'un repas complet (protéine, matières grasses) et toujours en association avec des aliments à IG bas en quantité au moins équivalente.

LES GLUCIDES NE SONT PAS LES SEULS RESPONSABLES DE L'ÉLÉVATION DE L'INSULINE

Tout aliment que nous ingérons, qu'il contienne des glucides ou non, provoque une sécrétion d'insuline par le pancréas, plus ou moins importante en fonction de sa composition biochimique. C'est la raison pour laquelle, pour être plus précis et plus juste, nous devrions parler d'« **index insulinique** », car le mot « glycémique » laisse entendre que seuls les aliments qui contiennent des glucides sont capables de déclencher une réponse du pancréas. C'est inexact. Les chercheurs ont constaté que certains aliments qui apportent peu ou pas de glucides ont un impact important sur la sécrétion d'insuline, en particulier les aliments qui apportent certains acides aminés (L-arginine, L-phénylalanine, L-leucine) ou certaines graisses. On dit que ce sont des **aliments « insulinogènes »**. C'est le cas par exemple :

- du café, en raison de sa teneur en caféine. Pour limiter le pic d'insuline, je recommande de prendre du café arabica plutôt que du robusta et de préférer le café expresso au café filtre ;
- des laitages, en raison de la présence de lactosérum. Préférez les laitages de brebis ou de chèvre dont le lactosérum est deux fois moins insulinogène que celui du lait de vache ;
- des édulcorants chimiques (aspartame, acésulfame K, etc.). Optez pour des produits sucrants naturels et à IG bas (voir tableau page 116).

À noter : le chocolat, y compris le chocolat à teneur élevée en cacao, stimule la sécrétion d'insuline en raison de la présence d'arginine. C'est pourquoi, en plus de toujours choisir du chocolat de qualité (à plus de 70 % de cacao), je vous recommande de toujours le consommer au sein d'un repas complet ou bien au sein d'une collation intelligente, avec des amandes par exemple.

➲ De quoi dépend l'IG d'un aliment ?

Avant de passer de la théorie à la pratique et de dresser une synthèse des aliments à IG bas et à IG élevé, il est important de bien comprendre les différents paramètres qui conditionnent l'IG d'un aliment. Les index glycémiques ne se lisent malheureusement pas sur les étiquettes alimentaires ni sur les tableaux de valeurs nutritionnelles. **Attention : contrairement à ce que beaucoup pensent, la ligne « glucides » sur l'étiquette d'un aliment ne permet aucunement de déduire l'IG de celui-ci… pas plus que la ligne juste après, « dont sucres ».** Avec une sensibilisation bien menée sur les IG, les répercussions sur la santé des Français seraient fabuleuses. Ce serait sans nul doute le moyen le plus efficace de régler le problème du surpoids et de l'obésité et mieux encore, de rendre chaque consommateur pleinement acteur de sa santé !

Les IG des aliments sont calculés en laboratoire exclusivement et sont difficilement prévisibles car ils dépendent de plusieurs facteurs.

- **La nature de l'amidon**

On trouve l'amidon sous deux formes qui coexistent en proportion variable d'un aliment à l'autre : l'amylose et l'amylopectine. L'IG est influencé par la vitesse à laquelle nos enzymes digestives découpent ces molécules : l'amylose, du fait de sa structure moléculaire, ne se laisse pas facilement découper par les enzymes digestives, à l'inverse de l'amylopectine, facilement digérée, qui induit donc une libération intense de glucose dans le sang. Ceci explique que les aliments riches en amylopectine (pomme de terre, maïs, riz blanc, certaines céréales comme le millet) ont un IG plus élevé que les aliments riches en amylose (légumineuses et riz basmati notamment), qui ont un IG plus bas.

Par conséquent, plus un riz sera riche en amylose, plus son IG sera bas. Pour bien distinguer les différents riz, observez-les : ceux qui sont collants et translucides sont riches en amylopectine et ont un IG élevé. C'est le cas du riz gluant japonais notamment. À l'inverse, ceux qui sont opaques et non collants sont riches en amylose et on un IG plus modéré, comme le riz basmati.

- **La cuisson (température et durée)**

Au-delà de la teneur en amylopectine, l'autre facteur majeur qui détermine l'index glycémique d'un aliment riche en amidon est l'état structural de ce dernier : gélatinisé ou non. L'amidon se gélatinise lorsqu'il est cuit en présence d'eau. Ceci est visible, par exemple, au gonflement du riz au cours de la cuisson. L'amidon gélatinisé est très facilement décomposé et transformé en glucose par les sucs digestifs.

Cela explique que l'IG des pâtes *al dente* est plus faible que celui des pâtes très cuites (40/55). Même chose pour le riz. **Plus un aliment est cuit à haute température et plus il est cuit longtemps, plus son IG est élevé.** Veillez donc à cuire modérément vos pâtes, votre riz et même vos légumineuses et le quinoa. Un bon réflexe que je vous invite à adopter définitivement est de cuire vos féculents *al dente* !

Par ailleurs, manger froid, quand cela est possible et vous est agréable (en été par exemple), permet d'abaisser l'IG d'un aliment. L'amidon refroidit devient plus résistant à la digestion : l'action des enzymes digestives est plus difficile et la libération de son glucose est freinée. Une bonne astuce concernant la pomme de terre cuite (IG = 85) est donc de la privilégier froide (IG = 58)... avec une belle salade verte par exemple, et au sein d'un repas complet (avec des protéines, des matières grasses d'ajout et des amandes), pour abaisser encore un peu plus son impact sur la glycémie.

- **La richesse en fibres**

Les fibres sont des glucides complexes qui ne sont pas digérés. Il en existe deux types : solubles et insolubles. Contrairement aux fibres insolubles, les fibres solubles permettent de ralentir la vidange gastrique et de freiner l'absorption du glucose.

Pour mieux comprendre, regardons du côté du pain blanc et du pain complet. La farine utilisée pour le pain complet comporte davantage de son, l'enveloppe du grain, qui contient les fibres (et une grande partie des vitamines et minéraux). Comme le son renferme majoritairement des fibres insolubles (35 % contre 4 % solubles) et que celles-ci sont finement broyées, l'index glycémique du pain complet est sensiblement le même que celui du pain blanc. C'est pour cela qu'on ne maigrit pas et que les résultats de glycémie ne s'améliorent pas lorsqu'on se contente de troquer sa baguette de pain blanc contre du pain de blé complet.

Pour toutes ces raisons, il est indispensable de toujours associer des aliments à IG moyen ou élevé à des légumes et des fruits à IG très bas : une manière simple et efficace de réduire la résultante glycémique du repas.

- **Les procédés de fabrication**

Plus un aliment est pelé, épépiné, coupé en petits morceaux, cuit longtemps et à haute température, plus il est écrasé ou réduit en purée, plus son IG est élevé. De la même manière, les céréales broyées puis soufflées (céréales pour petit déjeuner ou galettes de maïs par exemple) ont un impact redoutable sur la glycémie, tout comme les pains préparés avec des farines raffinées (débarrassées des enveloppes externes de la graine).

Cela explique pourquoi des biscottes auront un IG bien plus élevé qu'un pain préparé avec les mêmes ingrédients.

C'est ainsi que parmi les aliments à IG les plus élevés, on retrouve les aliments modernes et industrialisés :

- le sucre de table : blanc ou roux, la cassonade, le rapadura, etc. ;
- les farines raffinées, quelles que soient les céréales ;
- les céréales hybridées et génétiquement sélectionnées comme le maïs ou la plupart des riz (sauf le riz basmati et le riz sauvage) ;
- les riz à cuisson rapide (même basmati) ;
- les aliments industriels transformés, voire synthétisés ;
- mais aussi les pommes de terre.

À l'inverse, les aliments naturels, conservés dans leur version la plus brute élèvent peu ou moyennement la glycémie :

- les céréales brutes non raffinées, en particulier le pain d'autrefois (pain intégral) ;
- les céréales anciennes : sarrasin, épeautre, seigle, quinoa ;
- les pâtes alimentaires fabriquées à partir de blé dur ;

- les riz anciens non hydridés comme le riz basmati ou sauvage ;
- la plupart des légumes et les fruits ;
- les légumineuses.

• La présence de protéines, de lipides et de composés acides

L'IG d'un aliment dépend également de la présence d'autres nutriments comme les lipides et les protéines, qui tendent à l'abaisser. Les graisses, en ralentissant la vidange gastrique, ralentissent la digestion de l'amidon et donc l'absorption du glucose. Les chips de pomme de terre par exemple ont un index glycémique modéré (mais elles sont un désastre nutritionnel !). L'IG dépend également de la présence ou non de composés acides. Par exemple, le pain fermenté au levain est légèrement plus acide que le pain fermenté avec de la levure. Son index glycémique s'en trouve diminué.

C'est également la raison pour laquelle je vous recommande d'intégrer tous les aliments à IG moyen ou élevé au sein d'un repas complet, qui contient des graisses mais aussi des protéines (exemple page 125 des pommes de terre, de préférence froides, en salade). C'est une manière simple et efficace de réduire la résultante glycémique du repas.

➲ Comment faire les bons choix ?

Le vrai secret pour ne pas prendre de poids (à l'arrêt du tabac ou de manière générale) réside purement et (presque !) simplement dans l'éviction des fausses faims (donc la « surbouffe » et le surstockage) et le reparamétrage de votre centre de la satiété. Dans votre cas précis, pour arrêter de fumer sans prendre de poids, il s'agit de libérer vos adipocytes (cellules graisseuses) du stress insulinique (en régulant le fonctionnement du pancréas) et de reconnecter votre centre de contrôle de la satiété grâce à des choix alimentaires rééquilibrants. C'est l'objectif de cette règle d'or !

Pour que les choses soient simples à mettre en place et ne vous demandent pas une charge mentale supplémentaire dans votre organisation et au moment des repas, je vous invite à photocopier l'outil qui suit, une pépite pour vous qui avez pour projet de vous arrêter de fumer sans prendre de poids, et à l'accrocher bien en évidence dans votre cuisine. C'est l'outil clé pour maintenir votre poids et gagner en santé sur toutes vos prochaines années en tant qu'ex-fumeur !

Outil

IG : LES BONS RÉFLEXES À ADOPTER

Note : attention il ne s'agit pas d'exclure de votre alimentation les aliments à IG élevé. Souvenez-vous que vous n'êtes pas dans une démarche de régime ! Il s'agit de faire les justes équivalences, quand cela vous est possible, ou d'associer les aliments à IG élevé à des aliments à IG bas, le cas échéant et idéalement au sein d'un repas complet (avec des protéines et des matières grasses).

J'évite (ou je limite)	**Je privilégie**	**Les recommandations de la diététicienne**
Café robusta, en filtre, consommé en excès	Café arabica en expresso Thé de qualité Infusions Tisanes	Offrez-vous des produits de qualité pour prendre du plaisir à remplacer le café quand cela est nécessaire.
Sodas sucrés Sodas *light* Sirops	Eau (du robinet filtrée) aromatisée naturellement Jus de citron ou citronnade maison	Pour aromatiser votre eau, ajoutez des rondelles de concombre, ou d'agrume, des queues de fraises ou bien des feuilles de menthe ou de basilic par exemple et laissez infuser une nuit au réfrigérateur.
Alcools forts Bière Jus de fruits industriels Jus de raisin	Vin rouge Champagne Bière sans alcool Jus de fruits et smoothies maison	Les alcools induisent une hyperstimulation du pancréas. Ne les consommez jamais *à jeun* ! Idéalement, optez pour un verre de vin rouge ou une coupe de champagne (riches en polyphénols) pour trinquer, que vous boirez par petites gorgées, après avoir commencé à manger quelque chose : des olives, des dés de fromage, des crudités, des amandes, etc.

J'évite (ou je limite)	**Je privilégie**	**Les recommandations de la diététicienne**
		Attention aux produits transformés « à base de fruits » qui donnent bonne conscience aux industriels et qui contiennent bien plus de sucres ajoutés que de fruits ! Optez le plus souvent possible pour un jus de fruit maison. Comptez un petit verre et buvez-le par petites gorgées tout au long de votre repas.
Pommes de terre (bouillies, au four, chips, frites, purée, etc.)	Patate douce Courgette (pour les soupes ou les veloutés)	Soupe et velouté : les pommes de terre ne sont pas indispensables à leur réalisation. Ajoutez simplement moins d'eau de cuisson avant de mixer. Les courgettes (ou éventuellement la patate douce) remplacent toutefois avantageusement les pommes de terre dans ce type de préparation. Frites : pensez à tester les frites au four avec des patates douces ou des carottes par exemple. Si vous consommez des frites de pomme de terre, associez-les toujours à une belle salade verte par exemple. C'est un combo parfait !
Pâtes blanches[26]	Pâtes intégrales, complètes cuites *al dente* Spaghettis (à la farine intégrale, complète ou blanche) cuits *al dente*	Spaghettis : prenez soin de les faire cuire 5 minutes seulement dans l'eau bouillante, vous conserverez ainsi un index glycémique moyen.

→

26. Sauf les spaghettis qui subissent une pastification (« pression » mécanique de la pâte) poussée.

J'évite (ou je limite)	Je privilégie	Les recommandations de la diététicienne
Maïs	Toutes les légumineuses : lentilles, flageolets, pois cassés, pois chiches, haricots blancs, haricots rouges Quinoa Boulgour Semoule complète ou intégrale Blé type Ebly® Amarante	Le maïs est souvent préparé en salade. Vous pouvez toutefois le remplacer par d'autres féculents (pois chiches, quinoa, riz, blé, etc.). C'est une question de réflexe !
Tous les riz blancs (sauf basmati) : Riz thaï Riz rond Riz gluant japonais Riz long etc.	Riz sauvage Riz basmati Riz complet	**Conseil général** Prenez l'habitude de toujours cuire vos féculents (légumineuses, riz, semoule, pâtes, etc.) *al dente* et de les associer avec une belle quantité de légumes (la moitié d'une assiette).
Pain blanc Pain complet Pain de mie Bagels Pain au maïs Pain à la châtaigne La plupart des pains sans gluten Biscottes Cracottes	Pain Energus 10®[27] Pain complet ou semi-complet au levain Pain intégral (maison ou non) Pain noir (au seigle complet) Wasas fibres® Pain « complet » tranché Picard® Pain Essène (aux graines germées) Galettes de sarrasin (crêpes)	

27. Pain aux céréales riche en protéines et en fibres.

J'évite (ou je limite)	**Je privilégie**	**Les recommandations de la diététicienne**
Céréales sucrées pour petit déjeuner Corn-flakes Céréales soufflées (blé ou riz) Farine blanche Farine de riz Farine de châtaigne Fécule de riz Fécule de maïs Fécule de pomme de terre	Muesli floconneux Flocons de céréales bruts : avoine, épeautre, quinoa, seigle All Bran® Farine de lupin Poudre d'amande Poudre de noisette Farine de soja Farine de coco Farine de pois chiches Farine d'orge Farine de quinoa Farine intégrale T150 : blé, épeautre, kamut, seigle, farro	
Courges* : potiron, citrouille, butternut, spaghetti, pâtisson, etc. Panais* Navet cuit* Betterave cuite	Tous les autres légumes Betterave crue râpée	Ne vous privez pas de panais ou de navets cuits, ni même de courge mais consommez-les en association avec d'autres légumes (comme c'est souvent le cas dans les soupes) et au sein d'un repas complet, par exemple, évitez la soupe de potiron consommée seule.
Papaye* Goyave* Melon* Pastèque* Châtaigne Banane avec des taches brunes sur la peau	Tous les autres fruits Banane sans tache sur la peau[28]	La très grande majorité des fruits – même ceux au goût le plus sucré – augmente de manière très modérée la glycémie. Ne vous privez surtout pas de cerises ou de raisin par exemple !

→

28. Dans une banane mûre, la quantité d'amidon résistant diminue car une partie se transforme en glucides digestibles et plus simples comme le fructose et le glucose. Une banane mûre fait donc grimper la glycémie.

J'évite (ou je limite)	Je privilégie	Les recommandations de la diététicienne
Dattes Raisins secs	Abricots secs ou moelleux Pruneaux Figues séchées Amandes Noix Noisettes	Idéalement, consommez toujours vos fruits après avoir mangé quelque chose (légumes, protéines, amandes, laitages de brebis ou de chèvre, etc.)
Fruits au sirop sucrés Compotes sucrées	Fruits au sirop sans sucres ajoutés Compotes sans sucres ajoutés	Idéalement, remplacez les fruits au sirop et les compotes (sans intérêt nutritionnel) par des fruits frais de saison.
Lait de vache Produits à base de lait de vache : yaourt, fromage blanc, faisselle, petits-suisses Boisson végétale de riz Boisson végétale de châtaigne	Laitages de brebis ou de chèvre Boissons végétales (sauf riz et châtaigne ou yaourts végétaux, au soja par exemple). Boisson végétale d'avoine Boisson végétale d'épeautre Boisson végétale de soja Boisson végétale de noisettes	Le lait de brebis ou de chèvre est deux fois moins insulinogène que le lait de vache (même sans lactose). Dans l'idéal, contentez-vous d'un seul laitage de vache par jour ou de deux laitages de brebis ou de chèvre par jour. Pour les fromages, préférez ceux à pâte dure (ceux qui sont difficiles à couper) : parmesan, comté, cantal, beaufort, tomme, etc.
Miel industriel Sucre de canne Sucre roux Rapadura Sirop d'érable Mélasse Sirop de riz Fructose (de maïs)	Miel artisanal (en particulier le miel de tilleul, d'acacia, de bruyère et de châtaignier) Sirop de yacon Erythritol Xylitol (extrait de l'écorce du bouleau) Fruit des moines Sirop d'agave pur	Faites du tri dans vos placards et ne gardez que les produits sucrants de qualité. Optez pour des sucres naturels à IG bas et respectez les quantités journalières recommandées (pas plus de 25 g par jour de sucre à IG bas d'ajout). Je recommande toutefois de vous fixer comme objectif 1 c. à café maximum par repas environ.

J'évite (ou je limite)	**Je privilégie**	**Les recommandations de la diététicienne**
Édulcorants de synthèse (aspartame, saccharine, acésulfame K, cyclamate, sucralose, polyols)	Stevia brute (de couleur verte, en magasin bio), non couplée à des édulcorants synthétiques Tagatose (sucre du lait)	Et le sucre de coco ? Son IG aurait été évalué à 35 mais prenez garde à cette information diffusée dans les médias, sur Internet et sur les emballages, car le sucre de coco a une composition très proche du sucre blanc. Ces mesures sont suspectes. L'université de Sydney, qui est la référence sur l'IG, a retenu un IG de 54, ce qui est, en toute logique, proche de l'IG du sucre blanc de table.
Pâtisseries et viennoiseries Gâteaux et biscuits Beignets et gaufres Chips Sucreries et bonbons Barres chocolatées	Voir les idées de collation santé page 132.	Ne vous privez cependant pas d'un aliment plaisir. Souvenez-vous qu'il agit positivement sur votre équilibre émotionnel si vous prenez soin de le manger en conscience et ponctuellement. Voir conseils page 139.
Chocolat au lait	Chocolat noir à 70 % de cacao minimum	Intégrez toujours vos aliments plaisir au sein d'un repas complet. Pour une collation, par exemple : aliment plaisir + boisson non sucrée + amandes et/ou laitage (de préférence de brebis ou de chèvre).
Confitures riches en sucre	Confitures maison sucrées au xylitol par exemple ou confitures industrielles 100 % fruits sans sucres ajoutés	
Glaces	Sorbets peu sucrés (maison)	Glace maison express : vous trouverez sur Internet de nombreuses recettes de glaces maison prêtes en quelques minutes seulement, avec ou sans sorbetière.

* Bien qu'ayant un IG élevé, ces aliments contiennent peu de glucides purs (5 % environ). Leur consommation en quantité normale devrait donc avoir un effet négligeable sur la glycémie.

À noter :

• La viande, le poisson ou les œufs n'élèvent pas la glycémie et n'ont donc pas d'IG (parce qu'ils ne contiennent pas de glucides). Ils contribuent à abaisser l'impact d'un repas, ou d'un aliment à IG élevé sur la glycémie. Consommez-en au sein de vos repas s'ils incluent des aliments à IG élevé.

• Les matières grasses contribuent à abaisser l'impact des aliments glucidiques sur la glycémie. Ajoutez des fruits à coque et des graines oléagineuses dans vos repas et vos collations. Référez-vous à la page 102 pour bien choisir vos matières grasses.

Pour avoir plus d'informations sur les index glycémiques, visitez aussi le site www.montignac.com. Et pour tout savoir sur cette notion, vous pouvez suivre la *master class* que j'ai réalisée en collaboration avec Sybille Montignac. Vous la trouverez sur mon site www.claire-nutrition.com.

ZOOM SUR LA CHARGE GLYCÉMIQUE (CG)

La charge glycémique est la capacité d'un glucide à élever la glycémie compte tenu de sa concentration en glucides purs. C'est donc une notion qui prend en compte deux paramètres importants : la qualité du glucide (son IG) et sa concentration. Cette notion complète très bien l'index glycémique. En effet, l'IG ne donne que la mesure de la qualité des glucides tandis que la CG considère également leur quantité réelle dans une portion normale. Elle tient aussi compte de l'effet « antiglycémiant » des fibres alimentaires des aliments. Ainsi, même si le melon d'eau a un IG très élevé (72), sa CG pour une portion normale de 150 g n'est que de 5. *A contrario*, la CG d'un aliment raffiné, comme le riz blanc, peut dépasser 25 pour une portion de 150 g. Une seule portion de riz blanc apporte donc la même charge glycémique que 5 portions de melon d'eau.

$$\text{CG} - \frac{\text{IG X quantité de glucides dans une portion d'aliment de 100 g}}{100}$$

- CG faible : de 0 à 10
- CG modérée : de 11 à 19
- CG forte : 20 ou plus

CE QU'IL FAUT RETENIR

Pour adopter (définitivement) une alimentation à IG bas, la clé réside dans le tri de vos placards ! Débarrassez-vous des aliments à IG élevé et adoptez les bons réflexes dès les prochaines courses.

→

- Revenez encore et toujours à votre réflexe n° 1 : servez-vous à chaque repas **au moins la moitié d'une assiette de légumes.** C'est l'astuce la plus simple pour abaisser l'impact du repas sur la sécrétion d'insuline.
- **Ne craignez pas les fruits** et consommez-les en fin de repas : certes leur saveur est sucrée (ils contiennent des glucides simples) mais ils ont relativement peu d'impact sur la sécrétion d'insuline quand ils sont intégrés au sein d'un repas complet.
- **Optez pour du pain à la farine intégrale** (couleur la plus foncée possible) (en magasin bio ou à faire maison), du pain noir (de seigle complet) **ou du pain complet ou semi-complet au levain** (dans les bonnes boulangeries) et faites un stock de farine intégrale (blé, épeautre, kamut, seigle, farro) pour remplacer la farine blanche habituelle, bien trop insulinogène et sans intérêt nutritionnel.
- Concernant les féculents, **privilégiez les légumineuses et le quinoa.** Pour les pâtes, choisissez-les complètes ou intégrales. Pour le riz, privilégiez le riz sauvage, basmati ou complet. Pour tous les féculents, optez pour une cuisson *al dente* !
- Idéalement, consommez toujours les aliments à fort impact sur votre pancréas (aliments à IG élevé, café, laitages de vache, alcool, etc.) en fin de repas.
- **Concernant les produits sucrants**, pour faire simple, **gardez uniquement dans vos placards du sirop d'agave (rayon bio), du xylitol (sucre de bouleau) ou du sirop de yacon (en magasin bio)**. Choisissez toujours du miel artisanal, de préférence de tilleul, d'acacia, de bruyère ou de châtaignier. Fuyez les édulcorants chimiques (aspartame, acésulfame K, etc.) car ils génèrent une décharge d'insuline même s'ils ne contiennent pas de glucides. La consommation de produits sucrants doit

dans tous les cas rester raisonnable : essayez de revenir à 1 c. à café maximum par repas environ.

- **Optez pour du café arabica** plutôt que du robusta et préférez le café expresso au café filtre.
- **Privilégiez les laitages de brebis ou de chèvre** ou bien les laitages végétaux (sauf boisson de riz et de châtaigne). Contentez-vous d'un laitage de vache par jour.
- **N'excluez aucun aliment** mais si vous consommez des glucides à IG élevé, intégrez-les toujours au sein d'un repas ou d'une collation complète et mangez-les après avoir commencé les autres aliments.
- **Modérez votre consommation de pommes de terre** et mangez-les, dans la mesure du possible, froides, en salade, avec une belle salade verte et au sein d'un repas complet. Substituez-leur des patates douces dans vos gratins, soupes et veloutés.
- **Ne buvez jamais d'alcool à jeun** : mangez toujours quelque chose avant (des olives, des dés de fromage, des amandes, des crudités, etc.). Préférez le vin rouge ou le champagne, et buvez-le par petites gorgées tout au long de l'apéritif ou du repas.

Règle d'or n° 6 : Cuisinez vous-même

➲ Les atouts du fait-maison

Cuisiner soi-même ce que l'on mange (et donc éviter les produits déjà tout prêts), c'est sûrement l'un des principes les plus importants quand on veut adopter une alimentation-santé. À la clé, de très nombreux avantages !

• Vous profitez des bienfaits des aliments frais, plus riches en nutriments que leur version déjà cuisinée.
• Vous redécouvrez le vrai goût des produits bruts. Goûtez la différence entre des lasagnes maison et des lasagnes surgelées, une compote maison et une compote industrielle ou simplement des carottes râpées maison comparées à des carottes en barquette. Vous allez vous régaler !
• Vous savez vraiment ce que vous mangez et faites le choix de la qualité. Fini les additifs et autres ingrédients aux noms douteux qui n'ont en réalité rien à faire dans nos assiettes !
• Vous contrôlez aussi mieux votre consommation de sel et de sucre, présents en trop grande quantité dans la plupart des produits et des plats prêts à consommer.
• Vous faites des économies. Les produits industriels cuisinés sont en effet beaucoup plus chers que les produits bruts. Et côté qualité, vous y gagnez incontestablement aussi !

➲ Quelques astuces simples pour cuisiner au quotidien

Vous n'avez pas l'habitude de cuisiner ? Vous n'êtes pas un(e) pro dans ce domaine ? Vous n'avez pas le temps de passer des heures aux fourneaux ? Pas de panique, il existe de nombreuses astuces pour cuisiner simplement et rapidement, tout en vous régalant.
• Remplissez votre congélateur de légumes nature (voir page 84). Vous en aurez ainsi toujours sous la main pour préparer des petits plats rapides et simples.
• Investissez dans un robot cuiseur de cuisine : très pratique pour cuire toutes sortes de légumes, mais aussi – en un temps record – les légumineuses, les pâtes, le riz, etc. C'est

l'appareil à avoir pour commencer à préparer de nombreux plats mijotés et plats en sauce en moins de 20 minutes. À ce sujet, j'ai rédigé des centaines de recettes express et diététiques à réaliser avec des robots de cuisine : vous trouverez très probablement votre bonheur parmi toutes ces recettes sur les sites Internet www.cuisineaz.com et www.passeportsante.net.

• Pensez aux recettes faciles et vite prêtes : salades composées en été, soupes en hiver, mais aussi tartes salées, pâtes aux légumes…

• Souvenez-vous que manger équilibré ne nécessite pas de passer des heures aux fourneaux. Il s'agit avant tout de choisir des aliments de qualité, et de réunir les bonnes familles alimentaires ! Reprenez la règle n° 1 et le détail de l'assiette alimentaire équilibrée (voir page 74). Servez-vous de cet outil, imprimez-le et aimantez-le sur la porte de votre réfrigérateur. Cela vous rassurera très certainement, alors je vous fais cette confidence : je fais moi-même partie de celles et ceux qui en semaine se contentent de faire des assemblages de familles d'aliments car comme pour vous, le temps file à vive allure avec une vie professionnelle bien remplie et une vie de famille qui l'est tout autant !

• Si besoin, quand vous cuisinez, doublez les quantités, et conservez les restes au réfrigérateur ou au congélateur ; ainsi, vous aurez un plat tout prêt à disposition pour un autre jour.

• Équipez-vous de boîtes hermétiques pour conserver les céréales et les légumineuses que vous aurez cuites à l'avance (voir page 81).

• Quand vous préparez de la soupe maison, versez le reste encore chaud dans une bouteille en verre puis refermez-la sans attendre : elle pourra ainsi se conserver jusqu'à 4 jours au réfrigérateur.

Règle d'or n° 7 : Faites 3 vrais repas par jour

➲ Qu'est-ce qu'un « vrai « repas ?

La régularité des repas est importante pour éviter les grignotages, et donc la prise de poids : prenez l'habitude de faire trois « vrais » repas par jour. Un « vrai » repas est un repas équilibré (prenez modèle sur « l'assiette alimentaire équilibrée » page 74) mais aussi un moment dédié : installez-vous à table, et prenez le temps de manger sans faire autre chose. Stop au plateau-repas avalé en regardant la télé ou au sandwich englouti devant l'écran ou en faisant du lèche-vitrine. !

PRENEZ LE TEMPS DE MASTIQUER

Lorsque vous mâchez suffisamment longtemps vos aliments, les 10 000 à 12 000 capteurs gustatifs situés sur votre langue renseignent une petite partie de votre cerveau très importante : le noyau accumbens, appelé aussi le centre de la récompense. Le Dr Réginald Allouche[29], un des premiers médecins avec lesquels j'ai travaillé, résume parfaitement ce mécanisme en quelques mots : « Lorsque vous mâchez suffisamment, vos papilles gustatives activent le noyau accumbens qui va sécréter

29. Médecin nutritionniste, ingénieur biomédical et chercheur dans le domaine de la prévention du diabète et du surpoids, il a publié six ouvrages portant sur le métabolisme des sucres, la prévention du diabète de type 2, la flore bactérienne intestinale, l'inflammation de bas grade et le rôle fondamental du foie dans la prévention du diabète, du surpoids et de l'obésité.

de la dopamine de plaisir. Si vous gobez (votre repas) au lieu de mâcher, les papilles ne peuvent pas l'activer et votre cerveau vous demandera de continuer à manger jusqu'à ce que d'autres signaux viennent le satisfaire. » L'action des muscles de la mâchoire est également essentielle afin que débute la sécrétion de leptine. Cette dernière a pour mission d'envoyer un signal au cerveau pour freiner l'appétit et accroître les dépenses d'énergie. En d'autres termes : plus vous mâchez, moins vous aurez faim et moins vous stockerez !

En conséquence, prenez le temps de vous mettre à table et de bien mastiquer à chaque bouchée. Attablez-vous 20 minutes dans le calme. Si vous avez tendance à manger trop vite, forcez-vous à poser votre fourchette plusieurs fois durant le repas. Veillez également à garnir votre assiette d'aliments qui demandent à être mastiqués, en particulier des légumes et des fruits entiers. Les purées, soupes, compotes, jus de fruits doivent être consommés ponctuellement et, idéalement, pas au cours d'un même repas.

➲ Zoom sur le petit déjeuner

De nombreux fumeurs ne prennent pas de petit déjeuner, et se contentent d'une cigarette accompagnée d'une tasse de café. Cette première cigarette, qui a comme toutes les autres une action hyperglycémiante, diminue encore un peu plus l'envie de manger le matin. C'est peut-être votre cas ? À l'arrêt du tabac, comme vous vous retrouvez privé(e) de cette première cigarette, il est important de la remplacer par un petit déjeuner équilibré qui vous rassasiera durablement et vous évitera de grignoter plus tard dans la matinée.

Ce petit déjeuner est idéalement composé des aliments suivants :

- des glucides à faible index glycémique (flocons d'avoine, muesli sans sucres ajoutés, pain complet ou semi-complet au levain) afin d'éviter les crises d'hypoglycémie réactionnelle qui vous pousseront à grignoter ;
- un peu de matières grasses. Par exemple : 10 g de beurre ou 1 cuillère à soupe de purée d'amandes ou de noisettes complète, sans sucres ajoutés ou quelques amandes, noix, noix de cajou ou noisettes ;
- un fruit frais et de saison. À consommer de préférence entier, et non sous forme de jus (voir page 63). Il apportera de nombreuses vitamines mais aussi des fibres pour bien vous rassasier et éviter toute faim avant le repas du midi ;
- un produit laitier (lait, yaourt, fromage blanc, faisselles, petits-suisses, fromage) ou une boisson végétale enrichie en calcium ;
- une boisson, pour réhydrater l'organisme. Vous pouvez boire un grand verre d'eau dès le réveil et/ou opter pour une boisson chaude (thé, tisane ou café – voir mes remarques à ce propos page 136).

Vous pouvez aussi miser sur un petit déjeuner salé : œufs, jambon, poulet, bacon, viande des Grisons ou fromage, accompagnés de pain complet ou semi-complet au levain, d'une boisson chaude, et d'un fruit entier ou de crudités (rondelles de tomate ou tomates cerises, rondelles de concombre ou de radis roses ou noir, etc.), par exemple.

Attention toutefois : si malgré la privation de nicotine, vous ne ressentez pas la faim le matin, ne vous forcez pas à manger ! Là encore, il s'agit d'adapter votre comportement alimentaire à vos besoins. Certaines personnes ne ressentent pas la faim au réveil mais ont du mal à tenir jusqu'au repas du midi. Si vous faites partie de ces personnes-là, je vous propose deux solutions.

– **Buvez un grand verre d'eau fraîche le matin au réveil.** Le verre d'eau vous permettra de réveiller vos intestins en douceur. Prenez le temps de vous préparer puis attablez-vous pour un petit déjeuner équilibré avec une boisson chaude et un produit céréalier (voir ci-contre), un peu de beurre ou de purée d'amande et du sirop d'agave. Et si vous avez encore un peu de place, prenez un yaourt et un fruit. Si vous n'avez pas très faim ou que vous êtes pressé(e), pensez aux abricots secs ou moelleux, ou aux pruneaux par exemple. Et si vous avez 5 minutes devant vous, pensez au jus d'orange maison. Sinon, emportez le reste de votre petit déjeuner avec vous : vous le consommerez plus tard dans la journée, en collation, au moment qui vous conviendra le mieux.

– Si le petit déjeuner n'est vraiment pas fait pour vous, **emportez avec vous une collation** que vous prendrez plus tard dans la journée, ou éventuellement dans l'après-midi si vous n'avez pas faim avant le déjeuner. Choisissez dans ce cas 3 à 4 éléments dans la liste des collations intelligentes qui suit.

Et si vous faites partie de ces personnes qui se lèvent au dernier moment avant de partir au travail, songez que **10 à 15 minutes (idéalement 20 !) suffisent pour prendre un petit déjeuner équilibré** : c'est LA routine qui vous permettra d'éviter de grignoter dans la journée et de prendre du poids à l'arrêt du tabac. Il suffit bien souvent de se fixer une heure limite de coucher pour avoir le temps de prendre un petit déjeuner en bonne et due forme le matin.

➲ Des collations intelligentes

Dans les régimes, on conseille généralement d'éviter de manger entre les repas, sans vraiment expliquer pourquoi. En réalité, manger plus de trois repas par jour ne devrait pas être prohibé : il s'agit surtout d'adapter la fréquence de vos repas à vos besoins. Si vous savez par exemple que vous ne pourrez pas tenir entre le déjeuner et le dîner, soit parce que vous avez BESOIN de manger (vous avez faim !), soit parce que vous avez ENVIE de manger, je vous recommande vivement de programmer une collation intelligente (voire plusieurs dans la journée) qui vous évitera de craquer pour un paquet de biscuits ou une cigarette !

Que vous ayez faim ou envie de manger, chacune de vos collations doit répondre à des règles simples :

- elle doit afficher un IG bas ;
- elle doit procurer une sensation de satiété, donc comporter des fibres et des protéines ;
- elle doit pouvoir être conservée longtemps en bouche (la mastication accélère le signal de rassasiement et favorise la satiété) ;
- elle doit être consommée « en présence et en conscience » : soyez pleinement disponible et prenez soin de bien l'apprécier !

En pratique, commencez par boire un grand verre d'eau, éventuellement aromatisée (citron, menthe) ou une tisane ou un thé ou encore un café (éventuellement décaféiné) sans sucre. Puis :

– si vous prenez trois repas par jour, choisissez entre 1 et 3 élément(s) dans la liste qui suit ;

– si vous sautez le petit déjeuner, prenez 3 à 4 éléments dans la liste pour en faire votre collation de rattrapage :

- 1 tranche de pain complet ou semi-complet au levain, de pain intégral, de pain noir (au seigle complet) ou 1 Wasa fibres®.
- 1 fruit de saison à croquer (pomme, poire, pêche, ananas, 2 clémentines, 1 orange coupée en quartiers) ou quelques fruits secs (5 ou 6 abricots secs ou moelleux, 3 figues séchées…).
- 10 amandes.
- des légumes crus (éventuellement coupés en bâtonnets) : tomates cerises, carottes, radis, concombre, poivron…
- 1 tranche de jambon ou 1 œuf dur.
- 1 laitage de préférence de brebis ou de chèvre ou à moins de 55 kcal/pot : yaourt nature, aromatisé ou aux fruits, fromage blanc, faisselle ou petits-suisses ou bien 1 verre de boisson végétale enrichie en calcium et à IG bas (avoine, épeautre, amande, noisette, soja).
- 2 carrés de chocolat à minimum 70 % de cacao.
- 1 cuillère à soupe de purée d'amandes complètes sans sucres ajoutés.

N'hésitez pas non plus à mâcher un chewing-gum sans sucre, en essayant toutefois de ne pas en abuser (3-4 maximum par jour) !

Évitez en revanche tous les aliments à fort index glycémique, ceux qui renferment des calories vides – sans intérêt nutritionnel – (les fameux produits gras et sucrés, longuement abordés dans les pages précédentes) et que l'on mange sans y penser : tous les aliments pour l'apéritif (chips, cacahuètes, olives, etc.), les biscuits, gâteaux et barres chocolatées, le chocolat à moins de 70 % de cacao, les glaces, les bonbons, les boissons sucrées, etc.

Règle d'or n° 8 : Hydratez-vous tout au long de la journée

Pour éviter de prendre du poids à l'arrêt du tabac, l'eau est votre alliée. Bien s'hydrater est en effet essentiel pour permettre le bon fonctionnement de votre organisme mais aussi pour éviter les fringales. Votre cerveau peut avoir tendance à confondre les signaux de faim et de soif : ce que vous interprétez comme de la faim (ou une envie de sucre) peut tout simplement être lié à un manque d'hydratation. Le premier réflexe à avoir quand on a envie de grignoter, c'est donc de boire lentement un grand verre d'eau. Le deuxième réflexe, à plus long terme, est de bien s'hydrater.

UN LIEN ENTRE DÉSHYDRATATION ET OBÉSITÉ ?

Des chercheurs américains[30] ont montré dans une étude qu'il existe un lien entre la déshydratation et un indice de masse corporelle plus élevé. Selon eux, les personnes qui ne s'hydratent pas suffisamment pendant la journée ont 50 % de risques supplémentaires de devenir obèses. Les chercheurs ne démontrent pas qu'il y a un lien de cause à effet, mais avancent plusieurs pistes. Ainsi, il est possible que les personnes qui boivent plus d'eau aient également un régime alimentaire plus sain. Ou encore que les personnes obèses confondent

30. T. Chang *et al.*, « Inadequate Hydration, BMI, and Obesity among US Adults: NHANES 2009-2012 », *Annals of Family Medicine*, 2016.

les sensations de faim et de soif, et donc mangent au lieu de boire. Boire davantage permettrait aussi de mieux réguler sa faim, et donc son poids. Enfin, rappelons un point important : contrairement aux idées reçues, boire ne fait pas perdre du poids. Cela permet d'éliminer des toxines, certes, mais pas des graisses !

➲ Les règles d'or pour bien s'hydrater

- **Buvez au moins 1,5 litre d'eau par jour.** De manière plus précise, vous pouvez estimer votre besoin hydrique quotidien avec la formule suivante : 30 ml X poids corporel en kilos. Par exemple, si vous pesez 60 kg, vos besoins en eau sont de 30 X 60 = 1,8 litre par jour.
- **Seule l'eau est indispensable** : les sodas, les jus de fruits, les sirops ne la remplacent pas. Vous pouvez éventuellement vous tourner vers les tisanes (sans sucre) ou les eaux infusées (avec des rondelles de citron, un morceau de gingembre, des feuilles de menthe, des rondelles de concombre, des queues et/ou des morceaux de fraises), des fruits rouges. Le café et le thé entrent dans votre consommation d'eau. Buvez-les de préférence en fin de repas, et limitez-vous à une tasse.
- Vous pouvez aussi **profiter des bienfaits de certaines eaux,** par exemple celles riches en magnésium, qui aident à lutter contre le stress et la fatigue (Contrex®, Hépar®, Rozana®). Une bonne option en période de sevrage tabagique !
- **N'attendez pas d'avoir soif pour boire !** La soif indique en effet un déficit en eau de 2 % ou plus du poids corporel : c'est déjà le stade initial de la déshydratation. De nombreuses études

ont montré qu'une déshydratation, même bénigne, peut avoir des conséquences sur le fonctionnement de nos organes, nos fonctions cognitives, notre humeur ou encore nos capacités émotionnelles. Soyez donc attentif(ve) aux principaux signes de déshydratation : maux de tête, douleurs, sautes d'humeur, mauvaise haleine, crampes musculaires, douleurs articulaires, peau sèche, difficultés à se concentrer, étourdissements et épuisement.

- **Soyez particulièrement vigilant(e)** en période de fortes chaleurs, quand vous faites du sport.
- Pour vous aider à boire plus, et à boire régulièrement tout au long de la journée, investissez dans **une gourde qui vous suivra partout.** Si vous travaillez assis à un bureau, optez pour une gourde équipée d'une paille. Vous constaterez rapidement que cela vous amènera efficacement à boire !

UN TEST SIMPLE ET RAPIDE POUR SAVOIR SI VOUS ÊTES DÉSHYDRATÉ(E)

Pincez la peau du dessus de votre main avec deux doigts et maintenez trois secondes, puis relâchez. Si votre peau reprend sa position et son aspect normaux immédiatement, vous n'êtes pas déshydraté(e). Si elle met du temps à retrouver sa forme initiale, c'est un signe de déshydratation.

➲ Et le café ?

La nicotine du tabac favorise une élimination plus rapide de la caféine (que l'on trouve principalement dans le café, le thé, le

Coca et les boissons énergisantes). Ainsi, à l'arrêt du tabac, si vous continuez à boire autant de Coca et de café qu'avant, le taux de caféine dans votre organisme sera plus élevé que du temps où vous fumiez car elle sera éliminée plus lentement. Or, les symptômes du sevrage tabagique et ceux d'un taux de caféine trop élevé sont très proches : sentiment d'angoisse et de tension, insomnies, débordement d'activité, problèmes de concentration, pouls irrégulier et stress. En définitive, les symptômes de sevrage se retrouvent doublés.

C'est pourquoi, si vous consommez beaucoup de café, **il est conseillé de modérer votre consommation quotidienne de boissons caféinées à l'arrêt du tabac sans pour autant les stopper.** Vous pouvez aussi remplacer le café par du thé (pas trop fort) ou du café décaféiné. Vous avez l'habitude de fumer en buvant votre tasse de café ? Optez (au moins temporairement) pour le thé. Le thé contient en effet pratiquement deux fois moins de caféine que le café et vous rompez en prime votre « habitude » de fumer liée à la tasse de café (voir aussi l'encadré ci-après). Avec le temps, vous pourrez toujours revenir au café si vous le souhaitez. **Mieux vaut toutefois ne pas supprimer complètement les boissons caféinées** pour éviter de ressentir des symptômes de sevrage comme des maux de tête et de la fatigue.

Notez par ailleurs que le café agit sur le foie et le pancréas : il provoque un relargage ponctuel du glucose provisoirement stocké dans le foie (sous forme de glycogène), ce qui entraîne une sécrétion d'insuline « à vide ». C'est pourquoi les plus grands consommateurs (5 à 10 tasses par jour) de café ont du mal à perdre du poids.

Si vous êtes un buveur ou une buveuse de café, voici quelques conseils.

- Préférez le café arabica au café robusta, et éventuellement le café décaféiné.
- Optez pour du café expresso plutôt que du café filtre.
- Buvez votre café de préférence à la fin du repas.
- Idéalement, contentez-vous de deux cafés par jour, avec éventuellement un peu de produit sucrant naturel à IG bas (voir page 124). Mais évitez les édulcorants chimiques qui viendraient stimuler encore un peu plus le pancréas.

DÉJOUEZ VOTRE CAFÉ CIGARETTE DU MATIN

Si vous faites partie des fumeurs qui associent la cigarette au café, ou inversement, vous devrez probablement, en période de sevrage tabagique, trouver votre propre stratégie pour vous défaire de cette habitude.
Il s'agit pour cela de vous déconditionner en changeant vos repères liés à la cigarette. La solution : remplacer le café par une autre boisson chaude que vous aimez particulièrement, ou bien garder le café mais l'associer à de nouvelles habitudes. Le boire dans une autre pièce ou dans d'autres circonstances ou tout simplement dans une autre tasse peut également fonctionner pour désancrer cette habitude du café-cigarette. Certains y arrivent en changeant quelque peu le déroulé de leurs habitudes : au lieu de se lever et de faire couler tout de suite leur café pour le boire en fumant, ils créent une nouvelle routine en commençant par la douche pour bien se réveiller

et en finissant par le café. D'autres y parviennent en faisant de l'instant café un vrai moment de détente avec la mise en place d'un vrai petit déjeuner ou la lecture de quelques pages d'un livre ou du journal.

Règle d'or n° 9 : Fuyez la culpabilité et prenez du plaisir

L'alimentation est aussi un plaisir, et il n'est pas question de vous en priver, encore moins en période de sevrage tabagique ! Alors, stop aux privations et à la surveillance permanente de la balance. Votre objectif premier, c'est votre bien-être aussi bien physique qu'émotionnel. Vous avez envie d'un bon repas dans votre restaurant préféré avec vos amis ou votre conjoint(e) ? Vous salivez devant une religieuse au chocolat ou une coupe de crème glacée ? Accordez-vous ce moment de plaisir sans culpabilité ! Appréciez ces instants de gourmandise et de partage et ne les considérez pas comme des écarts ou des craquages mais comme des véritables moments de plaisir que vous offrez à vous-même. Chouchoutez-vous, dorlotez votre équilibre intérieur ! Car, soyez sûr(e) d'une chose : **pour arrêter le tabac sans prendre de poids, votre équilibre émotionnel est au moins aussi important que l'équilibre de vos repas**.

En pratique

• **Prévoyez chaque semaine un vrai rendez-vous plaisir** : une collation bonheur (glace, viennoiserie de qualité), un dîner en couple, un apéritif-dînatoire entre amis, une sortie au restaurant, etc.

- **Savourez cet instant en pleine conscience** : profitez-en pour remplir pleinement votre réservoir de bien-être. Encore une fois, ici, la qualité (du moment plaisir) prime sur la quantité. Évitez de cumuler ces moments plus que de raison et évitez à tout prix de manger debout dans la cuisine ou en faisant tout autre chose (en travaillant ou en passant un coup de fil par exemple). Accordez-vous un vrai moment agréable pour profiter pleinement de cette douce parenthèse en conscientisant le bonheur que vous éprouvez alors. Installez-vous dans un endroit dans lequel vous vous sentez bien et tenez-vous à l'écart des écrans et de toute perturbation pour apprécier pleinement le moment présent. Mangez avec délectation et associez ce moment à une émotion positive en adoptant un vocabulaire bienveillant envers vous-même. Vous pouvez parler de « moment plaisir », « bulle de bonheur », « instant décompression » « aliment doudou » « aliment réconfortant » ou bien « moment de réconfort émotionnel » par exemple. Bannissez les termes « craquages », « écarts » ou « *cheat meal* ». Rétablissez votre équilibre intérieur et faites la paix avec les aliments plaisir car ils sont là pour vous apaiser et vous procurer du bien-être.
- **Optez toujours pour des aliments plaisir de qualité**. Si vous êtes fan de (vrai) chocolat, optez pour un produit artisanal à plus de 70 % de cacao. Si vous avez envie d'une pâtisserie, évitez les produits industriels. Et, idéalement, ne consommez pas l'aliment plaisir seul : accompagnez-le toujours d'autres aliments plus sains (amandes, fruit, crudités, chocolat noir, yaourt, etc.) pour abaisser la résultante glycémique (voir page 102). Pour un plaisir sucré, vous

pouvez par exemple préparer une assiette ou un plateau avec votre aliment plaisir, quelques amandes ou du chocolat à 70 % de cacao minimum et une boisson chaude (café, thé, tisane, infusion) ou fraîche.

• **Pour les moments de convivialité et de festivité, évitez les alcools forts** : préférez le vin rouge ou le champagne par exemple qui contiennent des polyphénols, les plus puissants antioxydants. Buvez par petites gorgées, toujours après avoir commencé à manger quelque chose.

OUBLIEZ LE MOT « ALLÉGÉ « !

Je ne conseille jamais à mes patients les produits portant la mention « allégé » (yaourts, beurre, fromage, etc.). Ne vous placez surtout pas dans une démarche de régime hypocalorique ou ne serait-ce que d'un semblant de contrôle des calories. Retrouvez la vraie saveur des aliments : le plaisir qu'ils procurent est bénéfique pour le moral et stimule la production de certaines hormones cérébrales (notamment la sérotonine) nécessaires à l'équilibre émotionnel et du centre de la satiété (voir page 71).

Règle d'or n° 10 : Restez à l'écoute de vos signaux de faim et de satiété

Maintenant que vous connaissez les 9 règles d'or pour éviter la prise de poids à l'arrêt du tabac, vous avez bien assimilé pourquoi la quantité d'aliments (et donc les calories) n'est pas déterminante pour la suite de votre projet. Mais vous vous demandez certainement quelle quantité il vous faut manger à chaque repas pour ne pas grossir, une fois la dernière cigarette écrasée. Au risque de vous surprendre, je vous répondrais que cette information, c'est vous qui la détenez et que **vous seul pouvez répondre à cette question ; je ne peux pas le faire à votre place !** En effet, le corps humain est une machine incroyablement bien réglée et bien programmée : votre organisme vous envoie des signaux pour vous indiquer quel comportement adopter dans de nombreuses situations. L'attitude à avoir avec la nourriture n'y échappe pas !

Si vous êtes généralement à même de reconnaître facilement la faim, les signaux de rassasiement et de satiété sont, quant à eux, souvent plus difficiles à identifier. Parmi tous les patients que je reçois à mon cabinet de nutrition, un sur deux ne sait pas reconnaître son point de rassasiement. Et peut-être que cela vous fera sourire, mais j'ai longtemps moi-même fait partie de ces personnes qui n'étaient pas à l'écoute de leur rassasiement ni de leur satiété. Vous connaissez l'histoire du cordonnier ! Je vais donc vous aider à être pleinement réceptif(ve) à vos signaux pour trouver les quantités qui VOUS conviennent.

➲ Satiété et rassasiement : quelle différence ?

Pour faire simple, le rassasiement est un sentiment qui survient juste après le repas, qu'on pourrait verbaliser par : « j'ai suffisamment mangé », « j'ai le ventre rempli (mais pas trop !) », « je n'ai plus besoin de manger davantage », « je m'arrête de manger, je n'ai plus faim ». La satiété, quant à elle, est l'état de non-faim qui permet de respecter les 4 à 5 heures entre deux repas, durant lesquelles vous n'aurez pas faim (et vous ne grignoterez pas, du moins pas par faim !).

Conclusion : l'expression « manger à satiété » est un non-sens : on devrait parler de « manger à rassasiement » !

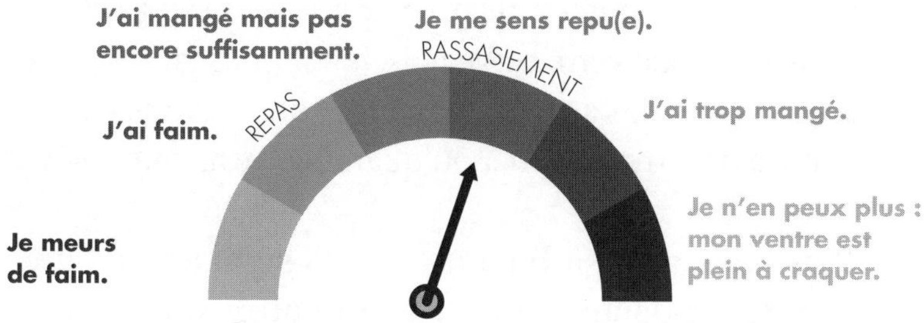

➲ Manger sans FAIM = manger sans FIN

Il arrive parfois que l'on mange plus que de raison et que nos apports énergétiques aillent bien au-delà de nos besoins nutritionnels. À ce moment, le sentiment de satiété se transforme en sensation désagréable de « trop-plein ». C'est la raison pour laquelle il est important de bien différencier le sentiment de rassasiement d'une sensation de « trop-plein ».

Lorsqu'on arrive au point de rassasiement, la sensation est agréable : pas de sensation de vide, ni de plein, pas d'inconfort intestinal particulier. En revanche, lorsqu'on mange trop, la sensation est désagréable : le volume des aliments exerce une pression sur l'estomac, qui s'intensifie avec le volume du bol alimentaire. Passé le seuil du rassasiement, on ressent un « trop-plein » qui se traduit par une gêne au niveau du ventre et parfois même une douleur qui s'intensifie à mesure qu'on continue de manger.

Si vous mangez sans faim ou continuez de manger au-delà de votre seuil de rassasiement, vous apportez à votre organisme de l'énergie (calories) dont il n'a pas besoin et qu'il va stocker. De plus, comment savoir quand vous arrêter de manger puisque vous ne recevez pas – ou plutôt n'écoutez pas – le message de votre cerveau (« je n'ai plus faim ») ? Deux solutions : vous vous arrêtez de manger quand vous ressentez la sensation de « trop-plein » ou quand votre assiette est vide.

Plus vous serez à l'écoute de vos signaux de faim et satiété, plus vous apprendrez à connaître votre corps et plus vous saurez facilement quand vous aurez assez, trop ou pas assez mangé.

Voici donc mes conseils pour manger les justes quantités qui vous conviennent, celles qui répondront exactement à vos besoins nutritionnels et qui éviteront toute prise de poids à l'arrêt du tabac.

Avant toute chose, avant de manger, commencez toujours par vous poser cette question « Ai-je BESOIN de manger (je ressens la faim) ou ai-je ENVIE de manger ? » Voici d'autres exemples pour vous guider.
• Est-ce que j'ai vraiment faim (gargouillements, sensation de vide intestinal) ?
• Est-ce que je m'ennuie, je suis triste ou je suis nerveux(se) ?
• Est-ce que ce sont les odeurs, la vue d'aliments ou encore d'autres personnes qui mangent, qui me donnent envie de manger ?

Si vous avez ENVIE de manger, c'est que vous n'avez pas ou plus faim. Deux solutions s'offrent à vous : tromper l'envie de manger ou assouvir votre envie (émotionnelle) avec une collation équilibrée (voir page 132). Si vous ressentez un véritable BESOIN physiologique de manger (vous avez faim !), il est tout simplement temps de manger ! Si c'est l'heure (ou presque) du repas, c'est le moment de passer à table. Si ce n'est pas le cas, n'aillez aucun scrupule à prendre une collation bien pensée.

En pratique

- **Respectez un rythme dans vos repas** (l'organisme adore les rythmes) : essayez, si possible, de bien prendre vos 3 repas par jour (ou 2 repas + une collation) (voir page 128) et de manger à heures fixes. Bien sûr, il ne s'agit pas de manger à la minute ou au quart d'heure près, mais de vous donner une ligne de conduite quant à vos heures de repas.
- **Quand la faim se présente, n'attendez pas pour manger** car une petite quantité suffit souvent à faire disparaître la faim.
- **Adaptez les quantités à votre faim.** Si vous êtes du genre à souvent vous servir de trop grosses portions, il se peut que ce soit par habitude. Tentez dans ce cas de manger dans de plus petites assiettes ou dans un grand bol (très efficace pour changer les habitudes !) ou bien imposez-vous de vous servir les trois quarts de votre portion habituelle.
- **Lors des repas, ne soyez pas distrait(e)** : éteignez la télé et tenez-vous loin de votre téléphone ou tablette car la vision – sens le plus important pour le cerveau – mobilise tout le centre de l'attention. C'est un fonctionnement archaïque mais qui a été vital par le passé puisque cela permet à tout humain

et animal de rester en alerte en cas de danger. Si vous regardez un écran en mangeant, vous consommerez 15 % de calories en plus au repas car vous n'entendrez plus vos signaux de satiété. Quand vous mangez, soyez pleinement présent et disponible pour VOUS !

• **Mangez lentement et savourez les aliments** : prenez le temps de mastiquer, soyez attentif(ve) aux goûts et aux saveurs, cela permet de mieux apprécier le repas.

• **Après avoir terminé votre assiette, si la faim se fait encore ressentir, attendez quelques minutes** pour évaluer l'évolution de vos signaux de faim et de rassasiement. Si la faim persiste, vous pouvez vous servir une deuxième fois pour manger jusqu'à vous sentir bien et rassasié.

• **Dès que ce sentiment de rassasiement s'installe, arrêtez de manger** pour éviter la sensation de « rassasiement dépassé » (« j'ai trop mangé, je n'en peux plus ») qui signifiera que vous avez mangé plus que vos besoins physiologiques et que vous orientez votre organisme vers le stockage. Écoutez-vous, écoutez votre corps ! Ne faites pas la grossière et usuelle erreur de vous forcer à terminer votre assiette. Vous pouvez garder le restant de votre repas dans un contenant hermétique pour plus tard ou pour un autre repas.

• **Commencez votre repas par des protéines ou des légumes**. Évitez en revanche de commencer par un produit sucré ou un fruit qui vont induire un « *shoot* » au niveau du pancréas et une libération excessive d'insuline, qui va stimuler l'appétit.

• **Retenez que les médecins nutritionnistes et les diététicien(ne)s succombent aussi à la tentation de leurs collègues** qui leur proposent des tartes aux fruits, une pâtisserie ou des biscuits. Alors, décompressez et déculpabilisez quand cela arrive. Pour cela, lisez et relisez la règle d'or n° 9 !

Les coups de ♥ de la diététicienne

- **Essayez de toujours prendre 25 à 30 minutes pour manger.** Ce temps est indispensable afin que le signal hormonal de satiété ait le temps d'être transmis à votre cerveau (voir page 128).
- **Choisissez des aliments qui induisent un bon rassasiement et une bonne satiété.** Bonne nouvelle : vous les connaissez déjà puisqu'il s'agit de tous mes aliments coup de cœur que vous avez découvert dans ce chapitre ! Il s'agit :

– **des aliments riches en protéines** : viandes, poissons, œufs, quinoa, légumineuses ;
– **des aliments riches en fibres** : légumes, légumineuses et fruits en particulier ;
– **des aliments à IG bas** (voir page 108) qui évitent les variations brutales de glycémie et vous écartent des fausses faims.

Outil

Votre plan de repas

Vous savez désormais comment constituer un repas équilibré et quels réflexes alimentaires adopter pour arrêter de fumer sans prendre de poids. Vous vous demandez à présent comment mettre en pratique tout cela. C'est ce que je vous propose de voir maintenant.

Voici une structure alimentaire pour vous aider à mettre en application les principes de l'alimentation équilibrée. Cette structure est bien sûr **à adapter en fonction de vos goûts personnels, vos habitudes alimentaires, vos préférences et vos tolérances intestinales**. Pour ce qui est des quantités, elles sont elles aussi à ajuster **en fonction de vos besoins personnels**, c'est ce que nous faisons habituellement en consultation de nutrition afin de personnaliser à 100 % votre programme alimentaire. Comme je n'ai pas la chance de vous accompagner personnellement, voici un outil qui vous sera probablement utile pour bien organiser vos repas.

Petit déjeuner

- Boisson sans sucre : eau, café, thé, tisane*.
- 1 produit céréalier à IG bas : pain complet ou semi-complet au levain, pain intégral, pain noir (au seigle complet), pain « complet » tranché Picard®, Wasas® fibres flocons d'avoine, muesli floconneux (moins de 315 kcal/100 g).
- 10 g de matières grasses de bonne qualité : beurre, purée d'amandes ou de noisettes complète et sans sucres ajoutés ou encore quelques amandes, noix, noix de cajou ou noisettes.
- 1 laitage de préférence de brebis ou de chèvre ou à moins de 55 kcal/pot : yaourt nature, aromatisé ou aux fruits, fromage blanc, faisselle ou petits-suisses ou bien 1 verre de boisson végétale enrichie en calcium et à IG bas (avoine, épeautre, amande, noisette, soja).
- 1 fruit entier et de saison.

** Si vous n'arrivez pas à vous passer de sucre ou de sucrettes, utilisez du xylitol ou du sirop d'agave et réduisez progressivement les quantités jusqu'à revenir à 1 c. à café maximum.*

Déjeuner

• Légumes (crus et/ou cuits) à volonté : au moins la moitié de l'assiette.

• Vinaigrette : huile d'olive + huile de colza, vinaigre ou citron, sel, poivre (+ moutarde, échalote, etc.).

• Protéine au choix : viande, poisson, 2 œufs, 2 tranches de jambon, 2 tranches de truite fumée, protéines végétales (tofu, tempeh, steak de soja, etc.) ou 100 g de céréales + 50 g de légumes secs.

• Féculents à IG bas (voir page 117) : 1/4 de l'assiette, privilégiez les légumineuses.

• 1 laitage de préférence de brebis ou de chèvre ou à moins de 55 kcal/pot : yaourt nature, aromatisé ou aux fruits, fromage blanc, faisselle ou petits-suisses ou bien 1 verre de boisson végétale enrichie en calcium et à IG bas (avoine, épeautre, amande, noisette, soja).

• 1 fruit entier et de saison.

Dîner

• Légumes (crus et/ou cuits) à volonté : au moins la moitié de l'assiette.

• Vinaigrette : huile d'olive + huile de colza, vinaigre ou citron, sel, poivre (+ moutarde, échalote, etc.).

• Protéine légère : viande blanche, poisson, protéines végétales (tofu, tempeh, steak de soja, etc.) ou 100 g de céréales + 50 g de légumes secs.

• 1 laitage à moins de 55 kcal/portion, 30 g de fromage (de préférence frais, de brebis ou de chèvre).

• 1 tranche de pain à IG bas ou moyen : pain complet ou semi-complet au levain, pain intégral, pain noir (au seigle complet, pain « complet » tranché Picard®) ou Wasa fibres®.

• 1 fruit entier et de saison.

Pour vos collations (facultatives)

Commencez par boire un grand verre d'eau éventuellement aromatisée (citron, menthe) ou par prendre une tisane, un thé ou encore un café décaféiné sans sucre, puis choisissez 1 à 3 éléments dans cette liste :

• 1 tranche de pain complet ou semi-complet au levain, de pain intégral, de pain noir (au seigle complet, pain « complet » tranché Picard®) ou Wasa fibres®.

• 1 fruit de saison à croquer (pomme, poire, pêche, ananas, 2 clémentines, 1 orange coupée en quartiers, etc.) ou quelques fruits secs (5 ou 6 abricots secs ou moelleux, 3 figues séchées par exemple).

• 10 amandes.

• Des légumes crus, éventuellement coupés en bâtonnets : tomates cerises, carottes, radis, concombre, poivron, etc.

• 1 tranche de jambon ou 1 œuf dur.

• 1 laitage de préférence de brebis ou de chèvre ou à moins de 55 kcal/pot : yaourt nature, aromatisé ou aux fruits, fromage blanc, faisselle ou petits-suisses ou bien 1 verre de boisson végétale enrichie en calcium et à IG bas (avoine, épeautre, amande, noisette, soja).

• 2 carrés de chocolat à minimum 70 % de cacao.

• 1 cuillère à soupe de purée d'amandes complètes sans sucres ajoutés.

N'hésitez pas aussi à mâcher un chewing-gum sans sucre, en essayant toutefois de ne pas en abuser (3-4 maximum par jour) !

Outil

Votre liste de courses, les indispensables de votre cuisine

Pour accompagner vos repas (féculents)

- ☐ Riz basmati ou complet
- ☐ Pâtes complètes ou intégrales
- ☐ Semoule complète ou intégrale
- ☐ Blé, boulgour
- ☐ Légumineuses (sèches ou en conserve) : lentilles, pois chiches, pois cassés, flageolets, haricots blancs, haricots rouges…
- ☐ Quinoa
- ☐ Petits pois (en conserve ou surgelés)

Pour des protéines prêtes en 5 minutes

- ☐ Sardines, maquereaux, anchois, crabe (en conserve)
- ☐ Truite ou saumon fumé
- ☐ Crevettes cuites
- ☐ Tofu, tempeh, seitan, escalopes ou galettes végétales (à moins de 6 g de lipides/100 g)

Pour toujours avoir des fruits et légumes sous la main

- ☐ Légumes non cuisinés au rayon surgelés
- ☐ Légumes de saison
- ☐ Fruits de saison

Pour finir sur un laitage

☐ Lait demi-écrémé

☐ Yaourt nature, aromatisé ou aux fruits à moins de 55 kcal/pot

☐ Fromage blanc nature, petits-suisses, faisselle

☐ Boissons végétales enrichies en calcium (amande, noisette, soja, avoine, coco…)

☐ Fromage frais : de préférence de brebis ou de chèvre

Pour assaisonner vos repas

☐ Huiles (olive, colza, lin, cameline, noix, noisette…)

☐ Vinaigre (balsamique, xérès, cidre, vin…)

☐ Épices et aromates (cannelle, vanille, cumin en poudre, coriandre, gingembre, curcuma, noix de muscade, paprika, piment doux, herbes de Provence, curry…)

☐ Herbes aromatiques surgelées (thym, romarin, persil, basilic…)

☐ Graines (lin, courge, sésame, chia…)

☐ Jus de citron (pour aromatiser l'eau et vos repas)

☐ Crèmes végétales (soja, amande, avoine, épeautre, coco…)

☐ Sauce soja

☐ Sel, poivre

☐ Moutarde

Pour vos petits creux

☐ Amandes non grillées et non salées

☐ Chocolat à 70 % de cacao minimum

☐ Fruits secs : abricots, pruneaux, figues…

Pour pâtisser

☐ Farine intégrale, farine complète

☐ Poudre d'amandes, de noisettes, de coco…

Pour sucrer vos laitages, votre café et pour vos desserts

☐ Xylitol, sirop d'agave, miel artisanal, vraie stévia

☐ Purées et compotes de fruits sans sucres ajoutés

☐ Purée d'amandes, de noisettes… complètes et sans sucres ajoutés

Pour vous hydrater

☐ Café, thé, tisane

☐ Eau plate et eau gazeuse

Pour vos petits déjeuners

☐ Pain complet ou semi-complet au levain, pain intégral, pain noir (au seigle complet), pain « complet » Picard®, Wasa fibres®

☐ Flocons d'avoine

☐ Muesli floconneux (à moins de 320 kcal/100 g)

☐ Beurre, margarine

☐ Confiture sans sucres ajoutés

N'oubliez pas…

☐ Viande

☐ Poisson

☐ Œufs

Les différentes techniques de sevrage tabagique

Pour vous aider à arrêter de fumer, et augmenter vos chances de réussite, il existe de nombreuses méthodes d'accompagnement. Celles-ci peuvent être regroupées en deux grandes familles : les substituts nicotiniques et les médecines dites « douces ». Ces deux stratégies ne sont pas incompatibles, bien au contraire, elles sont même souvent complémentaires.

Notez également un point important : **diminuer progressivement le nombre de cigarettes fumées ou passer aux cigarettes légères dans l'espoir d'arrêter complètement un jour ne fonctionne pas**. En effet, le fumeur adapte inconsciemment sa manière de « tirer » sur sa cigarette (c'est-à-dire l'intensité de l'inspiration qu'il prend, bouffée après bouffée, quand il porte la cigarette à la bouche) afin d'atteindre le taux de nicotinémie qui lui convient. Par exemple, il peut extraire autant de nicotine de 5 cigarettes que de 20 : il ajuste sa fume pour avoir sa « dose ». On appelle ce phénomène l'autotitration. De la même manière, avec des cigarettes légères, pauvres en nicotine et en goudron, le fumeur va inhaler de manière plus intense ou en écrasant le filtre afin de les « rentabiliser » au maximum. En modulant ainsi sa manière de fumer, il va réussir à maintenir son taux sanguin « optimal » de nicotine pour assouvir son besoin nicotinique. Diminuer le nombre de cigarettes fumées est donc un effort louable mais insuffisant car l'intoxication et la dépendance restent les mêmes. Pour éviter ce phénomène de compensation, il est donc important, dans le même temps, de remplacer les cigarettes que l'on ne fume pas par des substituts nicotiniques.

NE RESTEZ PAS SEUL(E) !

Dans tous les cas, quelle que soit la méthode choisie, n'hésitez pas à vous faire accompagner par un professionnel de santé. Vous pouvez vous adresser à votre médecin traitant, à un tabacologue (spécialiste de l'arrêt du tabac), à un autre professionnel de santé, à votre pharmacien. Pensez aussi à informer vos proches, voire à rejoindre des communautés de soutien, notamment sur Facebook.

Les substituts nicotiniques

Le principe des substituts nicotiniques est de pallier les effets physiques désagréables du manque en vous apportant votre « dose » de nicotine, mais sans les IMAO (voir page 35) et toutes les autres substances toxiques contenues dans le tabac. Autre différence : cette nicotine est délivrée en douceur et de façon continue. Rien à voir avec le « *shoot* » de nicotine de la cigarette. Résultat : vos récepteurs nicotiniques sont comblés mais non stimulés, ce qui vous permet de diminuer petit à petit vos besoins en nicotine. Au fil du temps, vous utilisez de moins en moins de substituts nicotiniques, jusqu'à ne plus en avoir besoin du tout.

Notez que **les substituts nicotiniques sont également une aide précieuse pour éviter de grignoter à l'arrêt du tabac**. En effet, comme vous recevez de la nicotine, vous conservez l'effet hyperglycémiant de la cigarette, quel que soit le type de substitut choisi. Vous serez donc moins tenté(e) de grignoter parce que vous ne subirez pas les symptômes d'une baisse de glycémie, et en particulier la faim et l'envie de manger du sucre.

La « thérapie de substitution nicotinique » permettrait, selon Tabac Info Service, d'augmenter de 50 à 60 % les chances d'arrêter de fumer pendant au moins six mois [31]. Mais attention, ces produits ne sont pas une solution miracle. Aussi surprenant que cela puisse paraître, la nicotine isolée n'induit pas de dépendance (voir les explications à propos des IMAO page 35) : remplacer uniquement la nicotine ne serait donc pas suffisant pour stopper l'addiction. Une équipe de chercheurs français du CNRS et du Collège de France [32] avance même que « les substituts à la nicotine utilisés dans le sevrage tabagique sont inefficaces à long terme ». Ils citent plusieurs études attestant que 80 % des utilisateurs de patchs à la nicotine recommenceraient à fumer un an après avoir arrêté. En effet, les substituts nicotiniques n'agissent que sur un volet de la dépendance : la dépendance physique à la nicotine. Il vous faudra donc travailler, en complément, sur les autres aspects de votre dépendance (psychologique et comportementale voir page 41).

Les substituts nicotiniques existent sous différentes formes regroupées en deux grandes familles :

- Les formes orales (gommes à mâcher, comprimés ou pastilles à sucer, spray buccal, inhalateur). Elles sont à prendre lors des envies de fumer, et apportent donc une dose ponctuelle de nicotine. Respectez bien les indications de la notice afin

31. Source : tabac-info-service.fr
32. CNRS-Collège de France-INSERM, janvier 2009 – Health Technology Assessment, 2008.

d'obtenir de bons résultats. Ainsi, les gommes ne doivent pas être consommées comme de simples chewing-gums : elles doivent être mâchées lentement durant environ deux secondes puis maintenues entre la joue et la gencive et remâchées en faisant des pauses régulières. Les comprimés, eux, ne doivent pas être croqués : il faut les sucer ou les laisser fondre sous la langue.

- Les formes cutanées (patchs ou timbres). Elles se posent sur la peau (sur le haut du bras, dans le dos). Dès que le patch est posé, la nicotine traverse la barrière cutanée jusqu'à la circulation veineuse. L'effet est perceptible au bout de 30 minutes environ. Les patchs existent en différents dosages et temps de pose (16 ou 24 heures). Ils délivrent leur nicotine dans le sang de manière lente et continue. La diffusion de la nicotine est proportionnelle à la surface du patch et au temps de pose sur la peau. Notez que chez les gros fumeurs, plusieurs patchs peuvent être nécessaires chaque jour. Les formes orales peuvent également être utilisées en complément pour gérer les envies compulsives.

À NOTER !

Les substituts nicotiniques sont remboursés par l'Assurance maladie à 65 % s'ils vous sont prescrits par un professionnel de santé (médecin, tabacologue, infirmier, sage-femme…)[33]. N'hésitez pas à leur en faire la demande. Leur remboursement n'est plus plafonné (il était limité à 150 € par an avant 2019), et les pharmacies peuvent pratiquer la dispense d'avance de frais. Le reste à charge est également remboursé par certaines mutuelles.

33. Source : ameli.fr

Attention : quelle que soit la forme choisie, il est important d'adapter le dosage du substitut à votre niveau de dépendance. Sinon, le risque est que celui-ci ne compense pas suffisamment votre besoin en nicotine (ce qui occasionnera des symptômes de manque) ou qu'il vous en apporte trop (ce qui occasionnera des maux de tête, des nausées, des palpitations). Pour trouver le bon dosage, celui qui vous aidera à arrêter de fumer, demandez conseil à votre médecin, à votre tabacologue ou à votre pharmacien, ou appelez le 39 89 (Tabac Info Service, coût d'un appel vers un fixe et service gratuit, depuis un téléphone fixe ou mobile).

AVERTISSEMENT

Attention aux enfants ! Ne laissez pas vos comprimés, gommes, pastilles, spray, inhalateurs ou timbres à la nicotine à la portée des enfants. Ils pourraient être très dangereux.

Ce type de traitement dure en règle générale entre 3 et 6 mois. Il est important de prendre ce temps pour réussir son sevrage. Si, au bout de 6 mois, cela ne fonctionne pas, vous pouvez le prolonger. N'hésitez pas à demander conseil à un spécialiste ou à appeler Tabac Info Service pour obtenir des renseignements personnalisés.

DES MÉDICAMENTS SUR ORDONNANCE ?

Si vous ne réussissez pas à arrêter de fumer avec les substituts nicotiniques et un bon accompagnement, votre médecin pourra vous prescrire un traitement médicamenteux. Notez que la varénicline, commercialisée sous le nom de Champix®, n'est plus disponible à la vente en France. Seul le bupropion l'est toujours. Sa prise doit être surveillée par un médecin en raison de ses effets secondaires non négligeables : allergies, réactions cutanées, maux de tête, insomnies, vertiges.

Les méthodes douces

Il existe de très nombreuses méthodes douces pour vous aider à arrêter de fumer. Leur efficacité dépend de chacun (certaines peuvent s'avérer efficaces pour vous et pas pour d'autres et inversement), mais aussi et surtout de votre degré de motivation personnelle. **L'important est de trouver l'approche qui VOUS convient**. N'hésitez pas à en tester plusieurs si vous le pouvez.

➲ L'hypnose

Même si cette méthode n'a pas démontré son efficacité dans l'arrêt du tabac, et n'est donc pas recommandée par les autorités de santé, de nombreuses personnes attestent qu'elle les a aidées à arrêter de fumer.

L'hypnose, qui vous guide vers un état de conscience modifié, vise à modifier le comportement vis-à-vis de la cigarette. Grâce à la suggestion, le praticien peut vous aider à changer la perception que vous avez de la cigarette et de votre comportement de dépendance. Il travaille également sur les causes qui vous incitent à fumer, et explore les différentes alternatives possibles. Il vous permet de modifier les croyances et les peurs liées à l'arrêt du tabac, et notamment la peur de grossir, en les remplaçant par d'autres, plus positives. Le praticien peut également utiliser la suggestion pour vous aider à visualiser le plaisir de vivre sans fumer. Enfin, c'est aussi une bonne méthode pour apprendre à mieux gérer son stress, ce qui est un atout non négligeable lors de la période de sevrage. Une fois que vous revenez à votre état de conscience « normal », vous conservez ces nouveaux comportements et ces nouvelles sensations dans votre vie quotidienne.

L'inconvénient principal : cette méthode agit principalement sur la dépendance psychologique et comportementale à la cigarette, pas sur la dépendance physique à la nicotine. C'est la raison pour laquelle il peut être judicieux de l'associer à la prise de substituts nicotiniques.

Chez certaines personnes, une seule séance suffit pour arrêter de fumer. Chez d'autres, il en faudra une ou deux supplémentaires. Les séances peuvent être complétées par des exercices ou de l'autohypnose à faire à la maison. Selon les chiffres de l'Association française pour l'étude de l'hypnose médicale (AFEHM), le taux de réussite au bout d'un mois est de 72 %. Il est autour de 35 à 40 % après 6 mois.

En pratique, veillez à vous adresser à un professionnel de santé diplômé, médecin ou psychologue par exemple. Si l'hypnose est prescrite dans le cadre d'un parcours de soins, l'Assurance maladie et certaines mutuelles peuvent rembourser les consultations ou une partie de celles-ci.

➲ L'acupuncture et l'auriculothérapie

Le principe de l'acupuncture, qui est l'une des cinq branches de la médecine traditionnelle chinoise, est de rétablir la libre circulation de l'énergie vitale – le Qi – en agissant sur des points spécifiques du corps grâce à de fines aiguilles. L'auriculothérapie est basée sur le même principe, mais utilise uniquement les points de réflexologie de l'oreille.

Comme l'hypnose, l'efficacité de cette méthode n'est pas prouvée par des études scientifiques. Il existe cependant quelques études intéressantes : une méta-analyse [34] a ainsi conclu que l'acupuncture tout comme l'hypnothérapie « peuvent aider les fumeurs à arrêter de fumer ». Cette méthode peut agir de différentes manières : elle apaise l'agitation et le stress, calme les envies et contribue à détoxifier le corps.

➲ La thérapie cognitivo-comportementale

Selon les résultats de plusieurs études [35], les thérapies cognitivo-comportementales (TCC) augmentent les chances

34. M. Tahiri *et al.*, « Alternative Smoking Cessation Aids: A Meta-Analysis of Randomized Controlled Trials », *The American Journal of Medicine*, 2012.
35. Notamment T. Lancaster, L. F. Stead, « Individual Behavioural Counselling for Smoking Cessation », *Cochrane Database of Systematic Reviews*, 2017.

de réussite de 50 % environ. En pratique, elles permettent de mettre en place des stratégies pour faire face à l'envie de fumer, et de modifier à plus long terme ses pensées vis-à-vis de la cigarette (par exemple, la considérer comme une amie, comme un plaisir), mais aussi ses comportements automatiques (par exemple, celui d'allumer une cigarette quand on est stressé ou quand on fait une pause au travail). L'objectif est de remplacer ces pensées négatives par des pensées aidantes, et ces habitudes automatiques par des comportements alternatifs.

➲ La sophrologie

La sophrologie est une méthode psychocorporelle qui agit à la fois sur le corps et sur l'esprit. Elle combine les exercices de respiration, de décontraction musculaire et de visualisation ou d'imagerie mentale. Elle permet de prendre conscience des raisons qui poussent à fumer, et de celles qui peuvent vous empêcher d'arrêter. L'objectif est de trouver en vous les ressources nécessaires pour répondre à ses problématiques, de découvrir d'autres sources de plaisir ou de satisfaction, et de vous projeter dans une vie sans cigarette, avec tous ces avantages. Le but de cette méthode est donc de rendre le fumeur autonome sur le long terme, afin qu'il puisse mobiliser à nouveau ses ressources internes en cas d'envie de fumer.

➲ L'autosuggestion mentale

Cette technique a pour objectif de « programmer » son inconscient de manière positive. On la connaît mieux sous le nom de « méthode Coué », du nom d'Émile Coué (1857-1926), psychologue et pharmacien français qui en est à l'origine. L'autosuggestion mentale consiste à se répéter plusieurs fois par jour une phrase résumant l'objectif que l'on souhaite atteindre. **Cette technique est LA méthode qui vous permettra de stimuler votre confiance en vous, et que vous pourrez mettre en place, éventuellement seul, dès le début de l'arrêt du tabac**. Elle fait partie intégrante de votre programme « 6 semaines pour arrêter de fumer sans grossir ».

En pratique, choisissez une (ou des) phrase(s) au présent, courte(s) et à la forme affirmative. Évitez à tout prix les formes négatives type « je ne fumerai pas aujourd'hui » car votre inconscient, qui ne comprend pas la négation, entendra « je fumerai aujourd'hui ». Votre attention sera donc monopolisée par la cigarette, et la sensation de manque sera amplifiée. Vous retrouverez cet exercice à pratiquer plusieurs fois par jour dans la dernière partie de ce livre : c'est la clé qui vous mènera vers la réussite de votre projet.

Pour commencer à vous familiariser avec cette approche, voici quelques exemples de phrases que vous pouvez d'ores et déjà expérimenter – au moins 3 fois par jour – pour renforcer votre confiance en vous et consolider votre motivation. Choisissez les propositions qui vous « appellent le plus » et énoncez-les de manière douce, comme si vous prononciez un mantra.

- « Je suis tout à fait capable d'arrêter de fumer. Je crois en moi. Je vais y arriver. »
- « J'ai de plus en plus confiance en moi pour arrêter de fumer. Je sais que je dispose des ressources pour y arriver. »
- « Je fais confiance à mes ressources et mes capacités. Je sais que j'arriverai à atteindre mes objectifs. Je me donne le temps pour cela. »
- « Je sais que j'ai de la force et de la motivation. Je renforce ici et maintenant ma détermination. »
- « Je prends mon temps. Je cherche à installer le changement durablement. »
- « La cigarette m'est tout à fait superflue. Elle n'est qu'un substitut à d'autres besoins. Je prendrai soin de mes besoins. »
- « Ne plus fumer va me rendre ma liberté. Ne plus fumer va me faire me sentir mieux, à tout point de vue. Ne plus fumer va me faire remporter une victoire sur moi-même. »
- « Même si j'ai des difficultés à arrêter de fumer, je sais qu'il existe des solutions qui m'aideront. J'ai confiance en mes capacités d'opérer le changement. »

Comme pour la plupart des autres méthodes citées dans cette partie, aucune étude scientifique n'a démontré de manière formelle son efficacité dans l'arrêt du tabac. Mais en pratique, c'est un outil utile pour apprendre à se détacher de la cigarette. Elle permet de prendre du recul, d'observer ses envies de fumer, d'identifier les émotions associées et d'accepter l'inconfort du sevrage en ramenant son attention vers son corps et vers le moment présent. Elle permet d'affronter et d'accepter le présent tel qu'il est plutôt que de le fuir en fumant. En un mot, elle permet de lâcher prise tout en reprenant le contrôle de ses pensées, de ses émotions et de ses comportements, et donc de retrouver la liberté de choix.

Et la cigarette électronique ?

Elle fait aujourd'hui partie de l'éventail des solutions thérapeutiques utilisées pour arrêter de fumer. La cigarette électronique présente un double avantage : elle permet d'apporter au fumeur sa dose de nicotine (sans les substances toxiques ni les fameux IMAO contenus dans la cigarette), tout en lui permettant de conserver la gestuelle. L'inconvénient : elle contient des substances dont les effets sur la santé à long terme sont encore mal évalués. De plus, elle ne soigne aucun des trois niveaux de dépendance et peut même en créer une nouvelle : chez certaines personnes, se sevrer de sa cigarette électronique demande parfois plusieurs mois, en réduisant petit à petit les doses de nicotine.

Quelle efficacité pour le sevrage du tabac ? Diverses études montrent un léger avantage de la cigarette électronique par rapport aux substituts nicotiniques, notamment chez les fumeurs très dépendants [36]. Les autorités de santé françaises restent quant à elles prudentes sur l'efficacité de cette méthode « comme aide au sevrage tabagique dans la prise en charge des fumeurs par les professionnels de santé ». Dans un avis datant de fin 2021 [37], le Haut Conseil de la santé publique (HCSP) souligne l'insuffisance des preuves mais reconnaît qu'elle peut aider les fumeurs présentant des comorbidités, d'autres addictions ou en situation de précarité.

36. K. Myers Smith *et al.*, « E-cigarettes versus Nicotine Replacement Treatment as Harm Reduction Interventions for Smokers who find Quitting Difficult: Randomized Controlled Trial », *Addiction*, 2021.
37. Avis relatif aux bénéfices-risques de la cigarette électronique, Haut Conseil de la santé publique, 26 novembre 2021.

ASSOCIER CIGARETTES CLASSIQUES ET CIGARETTES ÉLECTRONIQUES : UNE MAUVAISE IDÉE

Vous pensiez pouvoir arrêter de fumer en réduisant votre consommation de cigarettes classiques et en les remplaçant par des cigarettes électroniques ? C'est non seulement inefficace (car vous adaptez inconsciemment l'intensité de votre inspiration pour tirer votre dose de nicotine, voir page 238) mais en plus, cela n'a aucun intérêt pour votre santé. Une étude américaine[38] a même montré que l'association cigarette + vapotage est au moins aussi nocive que la cigarette seule. Les personnes qui fument et vapotent ont ainsi le même niveau de stress oxydatif et d'inflammation (qui prédisent le risque cardiovasculaire) que celles qui ne fument que des cigarettes. « Nous craignons que toute recommandation d'utilisation d'usage d'une cigarette électronique pour arrêter de fumer n'entraîne une augmentation de cette double utilisation, ainsi qu'une initiation à la cigarette électronique chez les jeunes adultes et ceux qui n'ont jamais fumé de cigarettes », concluent les chercheurs.

38. J. B. Berlowitz *et al.*, « E-Cigarette Use and Risk of Cardiovascular Disease as Longitudinal Analysis of the PATH Study (2013-2019) », *Circulation*, 2022.

Les petits coups de pouce naturels qui peuvent vous aider

Envie de fumer ? Les solutions SOS

Ce n'est pas parce que vous avez *décidé* d'arrêter de fumer que vous n'aurez plus *envie* de fumer. Heureusement, certaines petites astuces naturelles peuvent vous aider à ne pas craquer. Stick aux huiles essentielles, fleurs de Bach, plantes : à vous de trouver celle qui sera la plus efficace pour vous.

➲ Votre stick antitabac aux huiles essentielles

Certaines huiles essentielles peuvent vous aider à résister à vos envies de fumer car elles s'adressent au cerveau limbique, considéré comme le siège des émotions, et en particulier à l'amygdale. Vous les utiliserez par voie olfactive, sous forme de stick à dégainer en solution SOS dès que l'envie de fumer une cigarette se fera sentir. Une utilisation à réserver bien sûr aux adultes. Rappelons également que les huiles essentielles ne doivent pas être utilisées à la légère : ce sont des produits très concentrés, et certaines présentent des contre-indications. Dans tous les cas, **suivez à la lettre les indications et les dosages, et demandez conseil à un spécialiste au moindre doute.**

Parmi les plus efficaces pour cette indication, citons :

• l'huile essentielle de bois de cèdre de l'Atlas (*Cedrus atlantica*). Elle est idéale pour apporter force, courage et soutien lors des grandes décisions, des événements majeurs ou des changements de vie, comme l'arrêt du tabac. Cette huile essentielle est contre-indiquée chez les personnes épileptiques ou sujettes aux convulsions, ainsi que chez les femmes enceintes ;

- l'huile essentielle de camomille noble (*Chamaemelum nobile*). Grâce à ses propriétés apaisantes, elle est incontournable pour calmer le stress, l'anxiété et l'agitation. C'est donc une excellente alliée lors du sevrage tabagique ;
- l'huile essentielle de cannelle de Ceylan écorce (*Cinnamomum zeylanicum* ou *Cinnamomum verum*). Elle possède une action décontractante et réconfortante. À l'arrêt du tabac, elle fait diversion dans le cerveau en saturant les muqueuses olfactives ;
- l'huile essentielle de laurier noble (*Laurus nobilis*). Elle apporte courage et confiance en soi. Attention cependant car elle est contre-indiquée chez les personnes asthmatiques, épileptiques ou sujettes aux convulsions. Elle est à utiliser de manière ponctuelle, en faible quantité, en respectant bien les dosages indiqués, car elle contient des molécules potentiellement allergisantes et irritantes ;
- l'huile essentielle d'encens (*Boswellia carterii*). Elle favorise le lâcher-prise, apaise le stress, les tensions, l'agitation mentale, la peur et le manque de confiance ;
- l'huile essentielle de pruche (*Tsuga canadensis*). Elle accompagne les moments de transition et aide à lutter contre les dépendances. Elle favorise le lâcher-prise et libère l'esprit ;
- l'huile essentielle de menthe poivrée (*Mentha piperita*). Elle permet de calmer l'agitation mentale, les ruminations, l'agressivité, la lassitude et apporte un regain de dynamisme. Elle est contre-indiquée chez les personnes sujettes aux convulsions et/ou épileptiques, ainsi qu'aux personnes asthmatiques.

L'utilisation sous forme de stick olfactif est très pratique. Il permet d'associer les propriétés de plusieurs huiles essentielles et de les avoir toujours à disposition, au bon dosage. Ce stick se glisse facilement dans une poche, et vous pouvez l'utiliser à chaque fois que le besoin s'en fait sentir. Lors de l'utilisation, approchez-le le plus près possible de l'entrée de votre narine (inutile toutefois de le rentrer dedans).

En pratique, procurez-vous un stick inhalateur vierge avec une mèche de coton (vous en trouverez dans certains magasins spécialisés en aromathérapie ou en ligne sur des sites d'aromathérapie). Imbibez la mèche par le haut avec le nombre de gouttes de chaque huile essentielle. Introduisez la mèche dans le réceptacle puis refermez avec le bouchon et le capuchon. Étiquetez votre stick pour ne pas vous tromper. Et pensez à bien le refermer après chaque utilisation.

Formules de Virginie Brevard, docteure en aromathérapie et auteure de Les huiles essentielles à respirer et à diffuser (Eyrolles, 2021), *reproduites avec son aimable autorisation.*

FORMULE ANTITABAC N° 1
5 gouttes d'huile essentielle de laurier noble
+ 2 gouttes d'huile essentielle de menthe poivrée
+ 4 gouttes d'huile essentielle d'encens ou de pruche

FORMULE ANTITABAC N° 2
3 gouttes d'huile essentielle de camomille noble
+ 5 gouttes d'huile essentielle de bois de cèdre de l'Atlas
+ 2 gouttes d'huile essentielle de cannelle de Ceylan écorce

À chaque envie de cigarette, effectuez 5 à 6 respirations lentes et profondes, le nez au-dessus du stick. Vous pouvez renouveler cette respiration à la demande plusieurs fois par jour.

➲ Les fleurs de Bach

Les fleurs de Bach sont des élixirs floraux créés par le Dr Edward Bach au début du XXe siècle. Il en existe une quarantaine. Les élixirs agissent sur la sphère émotionnelle et chaque fleur permet de traiter un « état d'âme » : elle ne combat pas les émotions négatives mais aide à les transformer en état positif. Les fleurs de Bach peuvent donc être idéales lors de l'accompagnement du sevrage, quel que soit votre niveau de dépendance. Notez que ces élixirs vous seront également utiles pour lutter contre vos envies de grignotage et de sucre.

Voici les fleurs de Bach que vous pouvez tester [39] :

- Agrimony (Aigremoine) : pour vous aider à affronter les problèmes sans chercher refuge dans la cigarette.
- Cherry Plum (Prunier myrobolan) : pour ne pas craquer, pour aider à rompre définitivement avec les mauvaises habitudes du passé.
- Crab Apple (Pommier sauvage) : pour nettoyer, purifier votre corps de la nicotine, de l'alcool ou autre.
- Heather (Bruyère) : pour stopper l'« anxiété orale », c'est-à-dire le besoin d'avoir toujours quelque chose dans la bouche (cigarette, nourriture, etc.), l'impression d'être insatiable.
- Impatiens (Impatience) : pour accepter de prendre le temps.
- Oak (Chêne) : pour nous insuffler la force du chêne tout en apprenant à vous détendre.
- Scleranthus (Gnavelle ou Alène) : pour vous donner la volonté et la détermination d'arrêter.
- Walnut (Noyer) : pour vous aider à accepter votre démarche et la mener à bout. C'est l'élixir du changement.

---

39. *Ma Bible des fleurs de Bach et des élixirs floraux*, Anne-Sophie Luguet-Saboulard, Alix Lefief-Delcourt, Leduc, 2019.

• White Chestnut (Marronnier blanc) : pour arrêter d'être obsédé(e) par la pensée d'une cigarette.
• Wild Oat (Folle Avoine) : pour vous guider vers la bonne décision.

En pratique, les fleurs de Bach peuvent s'utiliser de différentes manières. Vous pouvez par exemple choisir 4 élixirs, et en diluer 1 goutte de chaque dans un verre d'eau à prendre 4 fois par jour. Sachez que, dans tous les cas, vous ne risquez rien à augmenter la posologie.

➲ Quelques plantes incontournables...

Différentes plantes peuvent vous aider à combattre vos symptômes du sevrage et à ne pas craquer. Vous en connaissez sûrement déjà certaines

Le kudzu : la plante antiaddictions

Cette plante de la famille des légumineuses, aussi appelée vigne japonaise (*Pueraria lobata*), a un pouvoir véritablement magique. On l'utilise d'ailleurs dans la médecine traditionnelle chinoise depuis des siècles pour lutter contre les addictions de toutes sortes (alcool, tabac mais aussi sucre). Elle permet de limiter les envies de fumer car ses molécules se fixeraient à la place des récepteurs de nicotine. Elle a également une action apaisante au niveau du système nerveux central, ce qui permet de lutter contre l'irritabilité et le stress engendrés par le sevrage. Elle permet enfin de mieux réguler le taux de sucre dans le sang, ce qui contribue à limiter les fringales.

En pratique, vous pouvez prendre cette plante sous différentes formes :
• En gélules ou en poudre : suivez les indications du fabricant.
• En infusion : faites infuser 1 cuillère à soupe de racine de kudzu dans une tasse de 200 ml d'eau chaude.

Attention : cette plante est déconseillée aux femmes présentant des antécédents personnels et familiaux de cancer du sein.

La Griffonia simplicifolia *: pour garder le moral*

Cette plante d'origine africaine est traditionnellement utilisée pour apaiser le système nerveux, traiter les troubles de l'humeur et du sommeil. Elle contient du 5-HTP, un précurseur de la sérotonine. Dans le cadre du sevrage tabagique, elle aide à surmonter les baisses de moral et les crises d'anxiété.

En pratique, cette plante est commercialisée sous forme de gélules. Pour la posologie, référez-vous à la notice.

Attention : cette plante est déconseillée aux personnes sous traitement antidépresseur ainsi qu'aux femmes enceintes et allaitantes.

La valériane : pour se dégoûter naturellement du tabac

Connue pour ses propriétés antistress, cette plante apaise la nervosité et les éventuelles palpitations. Elle aide à combattre les idées noires, la déprime et la tristesse, et à retrouver le sommeil. Elle est également utilisée pour se dégoûter petit à petit du tabac car elle lui donne un goût particulièrement désagréable. C'est aussi un bon coupe-faim.

En pratique, vous pouvez la prendre sous forme d'infusion. Laissez macérer 20 grammes de racine fraîche de valériane dans 25 cl d'eau bouillante pendant une nuit. Buvez le lendemain, au fil de la journée. La forme fraîche serait la plus efficace. Elle existe aussi en gélules et en teinture mère.

Attention : cette plante est, par mesure de précaution, déconseillée pendant la grossesse et l'allaitement.

STRESSÉ(E), NERVEUX(SE) ? PENSEZ AU MAGNÉSIUM ET AU LITHIUM

Si vous vous sentez stressé(e), nerveux(se) ou déprimé(e), que vous souffrez de troubles de l'humeur ou du sommeil, vous pouvez miser sur une petite cure de ces deux substances indispensables au bon fonctionnement du système nerveux.

- Le magnésium participe à la transmission de l'influx nerveux et à la régulation de l'humeur. Une carence entraîne de la nervosité, des troubles du sommeil, des crampes
- Le lithium est un oligoélément qui régule le fonctionnement nerveux et cérébral. Il est également important pour réguler l'humeur et le sommeil.

En pratique, vous pouvez faire une cure de 2 à 3 semaines sous forme d'ampoules d'oligoéléments : versez sous votre langue une ampoule de magnésium et une de lithium, au réveil, et à nouveau une de chaque au coucher.

Envie de grignoter ? Les solutions SOS

Les fringales sont l'un des symptômes physiologiques du manque de nicotine, et donc l'une des raisons de la prise de poids à l'arrêt du tabac. Il existe heureusement des solutions pour ne pas craquer. Encore une fois, les huiles essentielles, les fleurs de Bach, certaines plantes et quelques autres astuces toutes simples constituent de précieux coups de pouce.

➲ Votre stick antigrignotage aux huiles essentielles

Grâce à leur parfum, certaines huiles essentielles calment les envies de sucre, et apportent de la force et du courage pour ne pas craquer. Vous pouvez les utiliser par voie olfactive, sous forme de stick à dégainer quand vous en ressentez le besoin, et en veillant toujours à bien respecter les dosages et les précautions d'utilisation.

Parmi les plus efficaces pour cette indication, citons :

- l'huile essentielle de camomille noble (*Chamaemelum nobile*). Elle calme le stress, l'anxiété et l'agitation ;
- l'huile essentielle de cannelle de Ceylan écorce (*Cinnamomum zeylanicum* ou *Cinnamomum verum*). La cannelle est bien connue pour son effet coupe-faim et antifringales (voir aussi page 176). Cet effet est également valable pour une utilisation par voie olfactive ;
- l'huile essentielle de marjolaine des jardins (*Origanum majorana*). Elle apporte de la force mentale pour ne pas craquer, notamment lors des envies irrépressibles de nourriture ;

• l'huile essentielle de myrte vert (*Myrtus communis* CT cinéole). Elle apporte calme et confiance, et aide à prendre les bonnes décisions. Elle est contre-indiquée chez les personnes asthmatiques, épileptiques ou sujettes aux convulsions ;
• l'essence de pamplemousse (*Citrus paradisii*). Grâce à son parfum frais et fruité, elle calme les envies de sucre.

Pour préparer votre stick inhalateur, vous pouvez utiliser l'une des deux formules suivantes.

Formules de Virginie Brevard, docteure en aromathérapie et auteure de Les huiles essentielles à respirer et à diffuser (Eyrolles, 2021), *reproduites avec son aimable autorisation.*

FORMULE N° 1
5 gouttes d'huile essentielle de cannelle de Ceylan écorce
+ 2 gouttes d'huile essentielle de camomille noble
+ 7 gouttes d'essence de pamplemousse

FORMULE N° 2
5 gouttes d'huile essentielle de cannelle de Ceylan écorce
+ 3 gouttes d'huile essentielle de marjolaine des jardins
+ 5 gouttes d'huile essentielle de myrte vert

À chaque pulsion sucrée, effectuez 5 à 6 respirations lentes et profondes, le nez au-dessus du stick. Vous pouvez renouveler cette respiration à la demande, plusieurs fois par jour.

➲ Quelques plantes incontournables

La cannelle : coupe-faim assuré

La cannelle est un coupe-faim bien connu. Elle aide à réguler le taux de sucre dans le sang en augmentant la sensibilité à l'insuline. Par ailleurs, en raison de sa saveur sucrée, elle permet de diminuer la quantité de sucre que l'on met dans une préparation. Elle permet même de le remplacer en totalité dans les laitages ou les boissons chaudes. En raison de sa richesse en antioxydants et en fibres, c'est aussi une précieuse alliée santé !

« VRAIE « OU « FAUSSE « CANNELLE ?

Notez que la cannelle la plus vendue sur le marché est la cannelle de Chine ou d'Indonésie (*Cinnamomum cassia*), aussi appelée cannelle casse ou « fausse cannelle ». La « vraie » est celle de Ceylan (*Cinnamomum verum*). Elles ont le même effet sur la satiété, la glycémie et le poids, mais elles n'affichent pas la même teneur en coumarine, un composé potentiellement toxique pour le foie. Celui-ci est très présent dans la « fausse » cannelle et pratiquement pas dans la vraie. Pour une consommation régulière et sur le long terme, préférez donc la vraie cannelle. Vous constaterez aussi que cette dernière a une saveur beaucoup plus raffinée. N'hésitez pas à goûter la différence !

En pratique, vous pouvez ajouter de la cannelle dans votre alimentation quotidienne, notamment pour remplacer le sucre dans vos desserts et vos boissons chaudes. Vous pouvez aussi en ajouter dans vos plats salés : tajines, couscous. Goûtez-la enfin en petites touches dans des lasagnes ou des spaghettis à la bolognaise : un délice. Vous pouvez aussi vous préparer une infusion de cannelle en laissant simplement infuser un bâton dans une grande tasse d'eau chaude pendant quelques minutes. Inutile de sucrer !

Une envie soudaine de sucré ? Respirez un bâton de cannelle. Ou bien préparez-vous un petit pot à épices avec une gousse de vanille, un bâton de cannelle et quelques zestes d'agrumes. Sentez ce parfum à plein poumons : votre envie de sucre devrait disparaître !

Le Gymnema sylvestris *: antisucre ET antitabac !*

Cette plante originaire d'Inde possède la particularité de rendre les papilles insensibles au goût du sucre pendant 1 à 2 heures. Résultat : les grignotages sucrés perdent tout intérêt puisque l'on n'a plus le goût du sucré ! Sachant que le sucre est également très présent dans les cigarettes, le fait de fumer apporte également beaucoup moins de plaisir. De manière plus générale, elle permet aussi de réduire les envies de sucré et de modérer l'appétit. Elle contient par ailleurs de l'acide gymnémique, qui aide à maintenir le taux de sucre dans le sang.

En pratique, vous pouvez la prendre sous forme de gélules (suivez les recommandations du fabricant) ou d'infusion.

Dans ce cas, plongez dans de l'eau chaude 1 cuillère à soupe de plante séchée par tasse (environ 150 ml), laissez infuser 10 minutes puis filtrez. Buvez 3 à 4 tasses par jour, en dehors des repas. Cette plante ne doit pas être utilisée chez la femme enceinte ou allaitante. Si vous êtes diabétique et/ou suivez un traitement hypoglycémiant ou hypolipidémiant, demandez conseil à votre médecin.

➲ Et aussi...

Si vous avez envie de grignoter ou éprouvez simplement la nécessité de remplacer un réflexe conditionné (porter la cigarette à la bouche) par un autre, voici quelques astuces qui vous éviteront de tomber dans le piège du snacking. À vous de les tester pour trouver celle qui marchera le mieux pour vous !

- Boire un grand verre d'eau, par petites gorgées. Vous pouvez aussi tester la tisane à la cannelle ou de fèves de cacao, pour un petit plaisir gourmand et sans sucre !
- Croquer dans un fruit. C'est très efficace, notamment quand on a été un gros fumeur.
- Mâcher un bonbon ou un chewing-gum sans sucre (3 à 4 maximum par jour).
- Se laver les dents avec un dentifrice mentholé. Coupe-faim assuré !
- Respirer profondément, en fermant les yeux. C'est aussi très efficace.
- Passer ses avant-bras sous l'eau très froide pendant quelques instants. N'hésitez pas à tester cette astuce : vous serez sûrement surpris(e) par le résultat !

• S'occuper l'esprit autrement : sortez vous balader quelques minutes, passez un coup de téléphone à un(e) ami(e), lisez quelques pages, allez chercher le courrier, sortez votre chien, écoutez un peu de musique.
• Faire une petite cure de chrome. Cet oligoélément améliore l'assimilation du sucre et régule le taux d'insuline dans le sang, atténuant naturellement la sensation de faim et les envies de sucre. Vous pouvez le prendre sous forme de granions. Demandez conseil à votre pharmacien.
• Enfin, n'oubliez pas les exercices de respiration, qui sont aussi très efficaces pour vous détendre et éviter de craquer, que ce soit sur une cigarette ou un paquet de biscuits. Vous les retrouverez au début de votre programme, page 200.

LE CONSEIL EN +

Comme pour le sevrage du tabac, il est également important de se « déconditionner », c'est-à-dire d'organiser différemment son quotidien pour ne pas se retrouver dans des situations dans lesquelles on est habitué à grignoter. Dans certains cas (extrêmes), il peut être judicieux de se tourner vers les thérapies comportementales et cognitives. Demandez conseil à votre médecin.

PARTIE 3
MON PROGRAMME EN 6 SEMAINES

Arrêter de fumer ne se fait pas du jour au lendemain. Avant de passer à l'action, il est important de consacrer du temps à votre préparation physique et mentale. La lecture des deux premières parties de ce livre en fait partie. Prenez le temps de les lire et de les relire, afin de bien comprendre les tenants et les aboutissants de ce programme. Donnez-vous du temps pour y parvenir : c'est la clé pour réussir.

Pour vous accompagner vers votre objectif, je vous propose un programme en 6 semaines, qui se déroule en plusieurs phases. Vous y trouverez de nombreux outils et conseils. Ne grillez pas les étapes, et faites-vous confiance.

MON PROGRAMME EN 6 SEMAINES POUR ARRÊTER DE FUMER SANS GROSSIR

- Avant de commencer
- La phase de préparation (au moins 2 semaines)
- J - 1 : je prépare le jour J
- J 0 : je passe à l'action
- Semaines 3 et 4 : j'évalue mes ressentis
- Semaines 5 et 6 (et suivantes) : je pérennise ma nouvelle vie sans tabac

Notez que les durées des étapes ne sont que des suggestions. Vous pouvez les allonger si vous en ressentez le besoin, en particulier la phase préparatoire.

Avant de commencer

Mes objectifs de cette phase préparatoire :
• Je prends conscience des raisons pour lesquelles il est difficile d'arrêter de fumer, et j'évalue mon niveau de dépendance.
• Je fais le point sur mon niveau de maturité.

Avant de vous lancer dans ce programme de 6 semaines, je vous invite à prendre le temps de la réflexion et à prendre conscience du travail qui vous attend. Il ne s'agit pas de vous décourager, bien au contraire, mais plutôt d'être réaliste. C'est la clé de la réussite ! Cette phase préparatoire est également composée de plusieurs tests qui vous aideront à faire un petit bilan personnalisé, afin de partir sur de bonnes bases.

LES SITUATIONS DANS LESQUELLES LE SEVRAGE TABAGIQUE EST FACILITÉ

- Vous fumez moins de 10 cigarettes par jour.
- Vous n'avez pas besoin de fumer immédiatement après votre réveil.
- Vous n'avez pas de fringale associée à de petits malaises tant que vous n'avez pas fumé.
- Vous ne fumez pas plus le matin que l'après-midi.
- Vous ne fumez pas quand vous êtes malade.
- Vous ne trouvez pas que la première cigarette du matin est la meilleure.
- Arrêter de fumer vous paraît être une évidence : vous vous sentez mûr(e).

Je prends conscience des raisons pour lesquelles il est difficile d'arrêter de fumer et j'évalue mon niveau de dépendance

Comme je vous l'expliquais au début de cet ouvrage, la dépendance à la cigarette est complexe. Le tabac et la nicotine agissent directement sur le système nerveux central, et provoquent une dépendance à trois niveaux. **Déterminez dès maintenant vos différents niveaux de dépendance à l'aide des trois questions suivantes.**

QUESTION 1 : Êtes-vous physiquement dépendant à la nicotine ?

Pour le savoir, il existe un test appelé test de Fagerström [40]. Répondez à ces six questions puis additionnez les points correspondants.

1. Le matin, combien de temps après être réveillé(e), fumez-vous votre première cigarette ?
a. Dans les 5 premières minutes (3)
b. Entre 6 et 30 minutes après (2)
c. Entre 31 et 60 minutes après (1)
d. Plus de 60 minutes après (0)

2. Trouvez-vous qu'il est difficile de vous abstenir de fumer dans les endroits où c'est interdit (par exemple : cinéma, bibliothèque, train) ?
a. Oui (1)
b. Non (0)

3. À quelle cigarette renonceriez-vous le plus difficilement ?
a. À la première de la journée (1)
b. À une autre (0)

4. Combien de cigarettes fumez-vous par jour, en moyenne ?
a. 10 ou moins (0)
b. 11 à 20 (1)
c. 21 à 30 (2)
d. 31 ou plus (3)

40. Heatherton et coll., 1991 ; Fagerström, 2012.

5. Fumez-vous à intervalles plus rapprochés durant les premières heures de la matinée que durant le reste de la journée ?

a. Oui (1)

b. Non (0)

6. Fumez-vous alors que vous êtes malade au point de devoir rester au lit presque toute la journée ?

a. Oui (1)

b. Non (0)

TOTAL de points : ....

Résultats

- Entre 0 et 2 points : pas de dépendance.
- Entre 3 et 4 points : dépendance faible.
- Entre 5 et 6 points : dépendance moyenne.
- Entre 7 et 10 points : dépendance forte ou très forte.

QUESTION 2 : Êtes-vous psychologiquement dépendant à la nicotine ?

À quoi la cigarette vous sert-elle ? Que vient-elle compenser ou combler chez vous ? Pour vous aider, faites une introspection : quels sentiments ou ressentis vous poussent à fumer ? Dans quelles situations avez-vous une envie irrépressible ou un besoin incontrôlable de fumer ?

....

....

....

....

....

....

....

....

QUESTION 3 : Êtes-vous socialement dépendant à la nicotine (dépendance comportementale) ?

Quelles sont les occasions sociales qui pour vous sont associées à la cigarette ? N'hésitez pas à fermer les yeux pour vous projeter pleinement et à imaginer dans quelles circonstances vous fumez habituellement. Pourriez-vous remplacer votre cigarette par d'autres rituels ?

Pour vous aider, essayez, à l'aide du tableau suivant, de repérer les raisons qui vous poussent à fumer dans la journée. Il n'est pas toujours facile de les découvrir, mais vous pouvez commencer votre exploration par des questions simples :

Quand je m'apprête à allumer une cigarette…
Où suis-je ?
Avec qui ?
Quelle heure est-il ?
Qu'est-ce qui déclenche cette envie ? Une fin de repas par exemple ?
Dans quel environnement est-ce que je me trouve ?

	Pas du tout	**Un peu**	**Assez**	**Beaucoup**
C'est un geste automatique				
Je suis avec d'autres fumeurs, c'est un moment convivial				
C'est un moment de détente, de plaisir				
C'est une compagnie quand je me sens seul(e)				
En public, cela me rassure et me donne une contenance				
Cela me donne l'impression d'appartenir à un groupe				
C'est un moment de la journée que j'associe systématiquement au tabac (pause avec les collègues, café, apéritif, soirée entre amis)				
C'est un moment d'intimité avec une personne qui m'est proche				
....				
....				
TOTAL DES RÉPONSES	....	....	....	....

Résultats

Si vous avez une majorité de « pas du tout »

Vous n'avez pas de dépendance comportementale au tabac. C'est une très bonne nouvelle car c'est la dépendance la plus difficile à vaincre ! En suivant le programme de ce livre, vous avez toutes vos chances de réussir à arrêter de fumer.

Si vous avez une majorité de « un peu »

Votre niveau de dépendance comportementale au tabac est faible. C'est une bonne nouvelle car c'est la dépendance la plus difficile à vaincre ! Si vous prenez soin de consacrer du temps à votre préparation mentale en utilisant les outils de ce livre, vous avez toutes vos chances de réussir à arrêter de fumer.

Si vous avez une majorité de « assez »

Votre niveau de dépendance comportementale au tabac est moyen. Votre consommation de tabac est souvent influencée par des stimulations extérieures : les habitudes (la cigarette avec le café, avec l'alcool, en montant en voiture, etc.), l'environnement (la cigarette conviviale, la tentation d'un entourage fumeur) et les relations sociales (amis, collègues, etc.). Prenez le temps de bien vous préparer mentalement à l'arrêt du tabac. Vous disposez dans ce livre de tous les outils pour vous accompagner vers votre victoire ! Prenez soin de les expérimenter et de les inclure dans votre quotidien pour maximiser vos chances de réussite.

Si vous avez une majorité de « beaucoup »

Votre niveau de dépendance comportementale au tabac est élevé. Votre consommation est fortement liée aux stimulations extérieures : les habitudes (la cigarette avec le café, avec l'alcool, etc.), l'environnement (la cigarette conviviale, la tentation d'un entourage fumeur) et les relations sociales (amis, collègues, etc.). Consacrez tout le temps nécessaire à votre préparation mentale : prenez soin de lire et de relire ce livre, d'appréhender tous les outils, de les expérimenter et de les pratiquer au quotidien. Avec une bonne préparation mentale et de la rigueur dans la pratique des outils de ce livre, vous allez y arriver !

Après avoir rempli ce tableau, prenez le temps d'imaginer ce que vous pourriez faire dans chaque circonstance au lieu de fumer. Demandez-vous à quelles cigarettes il vous sera le plus difficile de renoncer.

....

....

....

....

....

....

....

Je fais le point sur mon niveau de maturité

L'abandon de la cigarette ne se fera que si vous y êtes prêt(e) ou « mûr(e) ». Ne vous forcez pas ! Cela peut demander du temps, le temps nécessaire pour que vous résolviez tous vos problèmes avec le tabac. Comme un fruit qui n'est pas suffisamment mûr ne se décrochera pas de l'arbre, vous ne vous séparerez pas de la cigarette si le moment de vous en défaire n'est pas venu. En d'autres termes : l'abandon de la cigarette ne se fera que s'il est véritablement possible.

Toute la question est donc de savoir si vous êtes mûr(e). La réponse est simple : il suffit d'essayer ! Avant d'entrer dans le vif du programme, votre objectif est donc d'essayer d'arrêter de fumer pendant 24 heures. Pourquoi 24 heures ? Parce que durant ce laps de temps, vous allez faire face à toutes les « situations-signal » qui vous appellent normalement à fumer : le réveil, la pause entre collègues, les divers coups de téléphone, le café après le repas du midi, le moment de détente après la journée de travail, etc. Il s'agit de mesurer la force de chacune de ces situations-signal qui vous conduisent d'ordinaire à fumer.

À vous maintenant de faire le test : fixez-vous pour objectif de ne pas fumer pendant 24 heures, puis revenez lire la suite de ces pages…

Plusieurs cas de figure peuvent se présenter : soit vous prenez une cigarette au bout de quelques heures (voir cas de figure n° 1, ci-après), soit vous relevez avec succès le défi (voir cas de figure n° 2, page 196).

➲ Cas de figure n° 1 : vous prenez une cigarette au bout de quelques heures

Pas de panique, inutile de culpabiliser : ça ne veut pas dire que vous n'y arriverez jamais. Cela signifie tout simplement que vous n'êtes pas mûr(e). Ce n'est absolument pas de votre faute. Refumer n'est pas un échec, soyez-en convaincu(e). Imaginez-le plutôt comme un brouillon duquel vous allez tirer de l'expérience et qui va vous mener à la victoire. Donnez-vous le temps d'écrire autant de brouillons que nécessaire avant d'écrire la suite de votre histoire sans tabac. Ne vous découragez pas et dites-vous plutôt : « Pour le moment, cela m'est difficile. J'ai observé mes difficultés, je serai donc mieux préparé(e) la prochaine fois. » Si vous avez repris, ce n'est pas par manque de volonté, mais plus vraisemblablement par manque de méthode, de soutien et/ou de préparation mentale. La plupart des anciens fumeurs ont fait plusieurs tentatives sérieuses (4 en moyenne) avant d'arrêter définitivement. Si vous y arrivez du premier coup, tant mieux mais si ça vous prend plus de temps, ce n'est pas grave : l'essentiel, c'est de finir par y arriver ! C'est pourquoi il est important de réfléchir à ce qu'il s'est passé et d'en tirer les enseignements pour que votre prochaine tentative soit un succès.

Gardez aussi en tête une information importante : vous savez désormais quelle situation-signal a été plus forte que vous et vous a fait reprendre la cigarette. Ce sera un point de vigilance à conserver pour la suite. En attendant, continuez à travailler sur vous-même et sur votre motivation (voir les exercices proposés ci-après), pratiquez les exercices de respiration (proposés juste après, dans votre programme), et d'autosuggestion mentale (voir page 219), relisez les conseils donnés dans ce livre, et refaites le test des 24 heures dès lors que vous sentirez que c'est le bon moment.

5 exercices clés pour muscler votre motivation

Exercice 1 : Quel est votre degré de motivation ?

Sur une échelle de 0 à 10, évaluez votre intention actuelle d'arrêter de fumer.

0 signifie : « Je n'ai absolument pas envie d'arrêter de fumer. »

10 signifie : « Je suis fermement décidé(e) à arrêter. »

Entourez le chiffre correspondant à votre réponse.

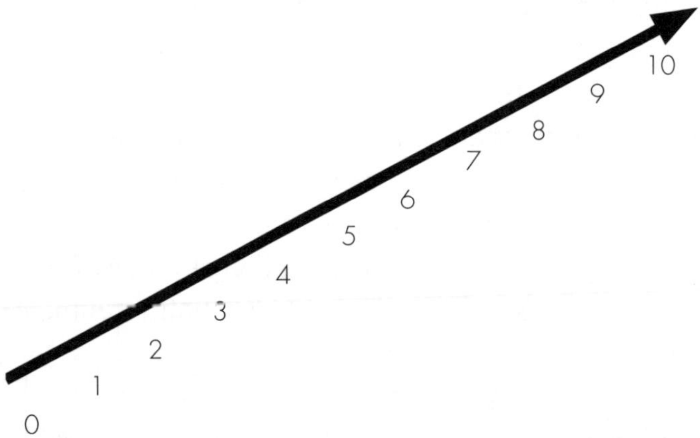

Si vous avez répondu 0, il est trop tôt pour entamer votre démarche de sevrage tabagique. Essayez de réfléchir à vos attentes et vos craintes face à l'arrêt du tabac. Dans tous les autres cas, continuez les exercices suivants.

Exercice 2 : En arrêtant de fumer, je voudrais…

Faites la liste des motifs qui vous poussent à arrêter de fumer. Écrivez tout ce que vous obtiendrez en arrêtant la cigarette : faire des économies, être mieux dans ma peau, mieux respirer, ne plus sentir le tabac, me sentir libre et non plus dépendant, protéger ma santé, protéger la santé de mes proches, me prouver que je suis capable de changer de vie, retrouver ma forme physique, etc. Trouvez vos propres arguments !

Relisez la liste. Surlignez les motifs qui vous paraissent sincères. Barrez les autres.

....

....

....

....

....

....

....

....

....

....

Exercice 3 : Faites vos comptes

Notez précisément le nombre de cigarettes que vous fumez par jour. Et calculez le budget que cela représente par semaine, par mois, par an et sur une période de cinq ans.

Je fume ..... cigarettes par jour,

Soit .... paquets par semaine.

Ce qui représente un budget de : .... € par semaine .... € par mois .... € par an .... € en cinq ans.

Durant l'année écoulée, avez-vous dû renoncer, pour des raisons de budget, à des dépenses qui vous auraient été nécessaires ou agréables ? Détaillez votre réponse.

....

....

....

....

....

Imaginez ce que vous aimeriez vous offrir si vous arrêtiez de fumer ! Plusieurs réponses sont possibles, soyez imaginatif(ve) en vous projetant dans votre peau d'ex-fumeur(se) !

....

....

....

....

....

Exercice 4 : Avez-vous confiance en vous ?

Si vous arrêtiez de fumer dès aujourd'hui, à combien estimeriez-vous vos chances de réussite ?

Sur une échelle de 0 à 10, évaluez votre confiance en vous de 0 « je suis tout à fait sûr(e) que je n'y arriverai pas », à 10 « je suis tout à fait sûr(e) que je réussirai ».

Entourez le chiffre correspondant à votre réponse.

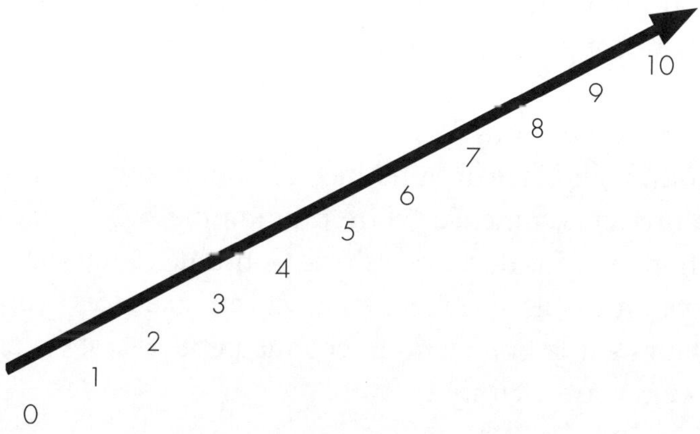

Si vous n'avez pas répondu 10 à cette question, qu'est-ce qui, selon vous, permettrait d'accroître votre confiance en vous ?

....

....

....

Exercice n° 5 : Testez vos réactions

Maintenant que vous avez musclé votre motivation, faites ce minitest : essayez de retarder au maximum la première cigarette du jour suivant, ou essayez de supprimer une cigarette-réflexe, celle que vous fumez automatiquement, sans même y penser, par exemple après le repas.

Y parvenez-vous ?

- Si oui, vous êtes sur la bonne voie pour refaire le test des 24 heures et commencer votre programme.
- Si non, ne vous découragez pas. Continuez à muscler votre motivation en refaisant régulièrement les 5 exercices proposés. Vous êtes sur le bon chemin, chaque petit pas est un pas de plus vers votre victoire !

➲ Cas de figure n° 2 : Vous réussissez à tenir 24 heures sans fumer

Si vous ne fumez pas pendant ce test de 24 heures, cela signifie que vous êtes mûr(e) pour l'arrêt complet du tabac. Vous pouvez être fier(ère) de cet exploit, car cela en est vraiment un !

Le lendemain, trois possibilités peuvent se présenter à vous :

1. Vous vous précipitez pour aller fumer votre première cigarette : inutile de culpabiliser, restez fier(ère) de vous car vous avez atteint votre objectif d'arrêter de fumer pendant 24 heures. Continuez à lire tranquillement la suite de ce programme. La phase de préparation (voir page 198) est très importante pour vous : prenez votre temps pour la réaliser, en prévoyant plus de deux semaines si vous en ressentez le besoin ;

2. Vous refumez le lendemain mais en vous disant que vous tenteriez bien l'expérience d'arrêter une nouvelle fois. Vous êtes sur la bonne voie ! Poursuivez la lecture de ce livre en mettant en application la phase de préparation ;

3. Vous avez pris la décision de ne plus fumer du tout. Lisez rapidement la phase de préparation, l'étape J-1 et l'étape J 0 (vous y trouverez de nombreux outils pour vous aider à garder le cap), puis rendez-vous en semaines 3 et 4 (voir page 226) pour évaluer vos ressentis.

Quelle que soit la situation dans laquelle vous vous retrouvez, retenez cette information importante : un fumeur qui réussit à devenir un ex-fumeur n'a pas vaincu le tabac, mais ses peurs, ses doutes, ses angoisses, sa timidité, ses blocages, etc. « Il a abandonné la cigarette comme son doudou, un vieux jouet qui ne l'intéresse plus », explique Robert Molimard dans le *Petit manuel de défume*.

Avez-vous l'impression d'avoir résolu tous vos problèmes intérieurs avec le tabac ? Notez ici vos angoisses, vos peurs ainsi que vos éventuels blocages :

....

....

....

....

....

....

....

....

La phase de préparation (2 semaines ou +)

Mes objectifs de ces deux semaines :

- *J'identifie mes personnes-ressources.*
- *Je choisis ma méthode de sevrage tabagique.*
- *Je me familiarise avec les exercices de respiration.*
- *Je pratique l'autosuggestion mentale.*
- *Je fais du tri dans mes placards.*

• *Je prévois mes collations.*
• *Je mets en place de nouveaux repères.*
• *J'informe mon entourage.*

Cette phase de préparation est essentielle à la réussite de votre objectif : elle vous aidera à vous sentir en confiance, à vous préparer mentalement avant de passer à l'action. Je vous conseille de lui consacrer au moins deux semaines. Prenez votre temps pour réaliser les différents tests, découvrir et assimiler les différents exercices et outils proposés, et vous organiser sur le plan pratique.

J'identifie mes personnes-ressources

Plusieurs personnes peuvent vous aider dans votre démarche d'arrêt du tabac, elles pourront vous conseiller et vous soutenir. Vous pouvez vous adresser à :
• votre médecin généraliste ;
• votre pharmacien ;
• un tabacologue ;
• Tabac Info Service au 39 89 (coût d'un appel vers un fixe et service gratuit, depuis un téléphone fixe ou mobile).

Mes personnes-ressources :

....

....

....

Je choisis ma méthode de sevrage tabagique

Chaque méthode a ses avantages et ses inconvénients (voir page 154). N'hésitez pas à vous faire conseiller, par votre médecin ou par votre pharmacien, afin de trouver celle qui vous correspondra le mieux.

Je me familiarise avec les 5 exercices de respiration les plus efficaces pour m'aider à calmer une envie de fumer

Certains outils issus des neurosciences appliquées, développés par le Dr Yann Rougier et utilisés dans le cadre de l'accompagnement en gestion du stress et de la préparation mentale, sont redoutablement efficaces à l'arrêt du tabac. Pour une efficacité maximale, découvrez ces exercices de respiration dès maintenant, **familiarisez-vous avec eux et expérimentez-les pour identifier ceux qui vous conviennent le mieux** selon les situations.

VOTRE PROGRAMME « RESPIRATIONS «

Jour 1 à Jour 3 : la phase de test

Le principe est simple : chaque jour, testez un nouvel outil.

- Jour 1 : SB2 3 fois par jour + bouclier Delta.
- Jour 2 : Cohérence cardiaque avec mantra ciblé, 3 fois par jour (dont une fois au réveil et une fois au coucher) + bouclier Delta.

- Jour 3 : Delta-respiration 3 fois par jour + bouclier Delta.

À partir du Jour 4 : mettez en place votre routine

Pratiquez les exercices de respiration qui vous conviennent le mieux, selon les situations, au moins 3 fois par jour.

- Répétez le bouclier Delta.
- Pratiquez la machine à laver les émotions tous les soirs, au moment du coucher.
- Pratiquez le sourire intérieur tous les matins, au moment du réveil.

Cette routine est à répéter aussi longtemps que vous en ressentez le besoin pour vous soutenir dans votre sevrage tabagique. Prenez garde toutefois à ne pas écourter sa durée de manière trop précoce, d'autant plus qu'il s'agit d'un rituel de santé mentale idéal pour améliorer votre équilibre intérieur sur le long terme.

➲ La respiration SB2

La SB2 active le système nerveux parasympathique et les neurotransmetteurs du bien-être, ce qui favorise la relaxation et la détente. Elle vous aidera à apaiser vos doutes et vos inquiétudes, à atténuer l'intensité d'une réaction émotionnelle et vous permettra également de calmer une envie de fumer. Pour devenir totalement efficace, cette respiration antistress nécessite toutefois une brève phase d'apprentissage et de pratique au quotidien (au calme).

- Commencez par vous asseoir confortablement mais correctement et **poussez un profond soupir** pour relâcher visage, épaules et nombril.

• Fermez les yeux (sans forcer) afin de mieux vous **concentrer sur votre souffle**. Pendant toute la durée de cette respiration, essayez d'écouter le bruit de l'air qui pénètre dans vos poumons puis en ressort (ou de le visualiser à la racine des narines). Votre visage est détendu et vous esquissez un **léger sourire**.

▶ Phase 1 : 3 répétitions

3X

Bloquez la narine gauche pour respirer par la droite.
Inspirez 3 secondes par la narine droite.
Expirez 6 secondes par la bouche, en serrant les lèvres comme pour souffler dans une paille.

▶ Phase 2 : 3 répétitions

3X

Changez de narine pour inspirer.
Inspirez 3 secondes par la narine gauche.
Expirez 6 secondes par la narine droite (et non pas par la bouche cette fois).

Pour vous aider, vous pouvez imaginer que vous dessinez devant vous un large cercle, en partant du point le plus bas : vous inspirez lorsque vous tracez la moitié ascendante du cercle, puis arrivé au sommet vous expirez **plus lentement** en traçant sa moitié descendante.

➲ La cohérence cardiaque avec mantra ciblé

La cohérence cardiaque est votre outil de référence : celui qui vous accompagnera partout et tout le temps. Elle vous aidera à vous détourner d'une envie de fumer en agissant comme un ancrage antistress. C'est un exercice de respiration très simple durant lequel votre activité cérébrale se calera sur le rythme de votre respiration et votre activité cérébrale se calmera. Après quelques jours de pratique, la respiration deviendra instinctive et il vous sera alors possible de vous mettre en situation de cohérence cardiaque dès que vous en aurez besoin. Notez que les effets d'une seule séance de cohérence cardiaque perdurent jusqu'à 6 heures après celle-ci.

En phase d'expérimentation, allongez-vous sur votre lit, les bras le long du corps, les yeux fermés. Prenez **quelques respirations profondes et amples, en prenant soin d'allonger votre expiration.**

▶ **Inspirez durant 5 secondes** en imaginant que l'air pénètre en vous non par les narines mais par le cœur.

▶ **Expirez durant 5 secondes.**

▶ Continuez de **respirer ainsi pendant 5 minutes** (environ 30 respirations complètes).

En fonction de la situation, ajoutez un mantra durant l'exercice. Choisissez celui qui vous est le plus adapté, celui qui vous appelle le plus (voir page 209) et par la suite, n'hésitez pas à en inventer.

Voici quelques suggestions :

- « J'inspire la liberté » sur l'inspiration. « Je diffuse la liberté » sur l'expiration ;
- « J'inspire la confiance » sur l'inspiration. « J'expire et je suis de plus en plus sûr de moi ».

➲ La Delta-respiration

La Delta-respiration (SB2 + cohérence cardiaque + SB2) est un outil précieux pour vous aider à vivre plus sereinement un moment initialement associé au tabac et pour vous préparer mentalement avant une situation potentiellement stressante. Elle est très efficace si vous la pratiquez à la manière d'un rituel, pour remplacer les temps de pause-cigarette. Vous pouvez aussi utiliser la Delta-respiration avec une phrase mantra ciblée pour résister à une envie de fumer.

▶ **1 minute de SB2**
3 x la phase 1
3 x la phase 2

▶ + **3 minutes de cohérence cardiaque**
Inspirez durant 5 sec
Expirez durant 5 sec

▶ + **1 minute de SB2**
3 x la phase 1
3 x la phase 2

➲ Le bouclier Delta

Cet exercice de respiration est à utiliser dès lors que vous vous sentez plus sensible, plus vulnérable, plus énervé(e) ou sur le qui-vive, mais aussi si vous ressentez l'intervention d'autrui (souvent vos proches) comme une agression. Il vous permet de **combattre les effets du stress à la source.** Tel un ancrage, plus le bouclier est activé, plus il est efficace, c'est pourquoi je vous recommande de le pratiquer quotidiennement et de le répéter fréquemment.

▶ Phase 1 : INSPIREZ PROFONDÉMENT
Inspirez le plus profondément possible pendant 3 secondes, en montant les épaules, jusqu'à ce que vous ne puissiez plus respirer davantage.

▶ Phase 2 : BLOQUEZ VOTRE RESPIRATION
Retenez votre respiration pendant 3 secondes en ayant bien en tête que votre torse est votre bouclier.

▶ Phase 3 : EXPIREZ TRÈS LENTEMENT
Expirez en répétant plusieurs fois cette phrase mantra : « Je suis fort(e). »

➲ La machine à laver les émotions

La machine à laver les émotions vous permet de gérer de façon constructive toutes les émotions négatives qui vous affectent de près ou de loin, au quotidien.

▶ Avant de vous endormir, dans l'obscurité, fermez les yeux, affichez **un sourire de plénitude**. Faites-le rayonner dans tout votre corps.
▶ À partir de cet instant, remontez le **film de votre journée** jusqu'au moment où vous avez ouvert les yeux, le matin dans votre lit.

Avec un petit peu d'entraînement, ce scénario inversé de votre journée ne vous prendra que quelques minutes et vous donnera des résultats palpables dès la première semaine. Dès le troisième jour d'entraînement, vous pourrez négliger les événements qui vous semblent peu importants (les trajets pour aller au travail, le moment de la toilette, etc.) pour vous concentrer **avec bienveillance** sur les plus importants de votre journée, positifs ou négatifs. Il s'agit plutôt de s'arrêter sur les **événements vraiment marquants** émotionnellement.

- J'ai serré mes enfants dans mes bras.
- Je me suis senti(e) tendu(e) à l'idée de ne pas rentrer à l'heure.
- J'ai rencontré un ami qui m'est cher.
- J'ai cru que je n'allais pas arriver à maîtriser cette envie de fumer : j'ai douté, j'ai eu peur.
- J'ai discuté d'un projet professionnel avec mon collègue de bureau.
- Mon collaborateur m'a félicité(e) pour le dossier.
- Etc.

Vous devez dérouler le film de votre journée comme si vous étiez spectateur(trice) de celle-ci. Ce recul vous permet d'observer votre émotion sans la vivre.

Si une émotion est négative et relève de quelque chose que vous avez exprimé (colère, énervement) envers une autre personne, associez-lui une phrase clé très simple : « **Je ferai mieux la prochaine fois**. »

S'il s'agit de quelque chose de négatif à votre encontre, comme un reproche qu'on vous a fait par exemple, utilisez une autre phrase clé : « **Je ne le prendrai pas de façon aussi personnelle la prochaine fois**. »

▶ Terminez par une phrase rythmique qui appartient à la tradition thérapeutique du Dr Coué : **« Tous les jours, à tous les points de vue, je vais de mieux en mieux ! »** Vous pouvez la répéter une vingtaine de fois comme une sorte de mantra afin de conditionner votre imagination de manière favorable.

➲ Le sourire intérieur

Dès le lendemain, lorsque vous vous réveillez, prenez avant de vous lever 3 minutes pour **créer un cercle émotionnel vertueux** qui agira comme un concentré d'énergies positives sur votre journée et sur votre santé. Pour cela, votre premier réflexe de vie doit être de sourire : vous imposez à votre visage un travail musculaire qui va avoir une répercussion au niveau neurocérébral. Laissez couler cette sensation et ces « hormones de sourire » dans tout votre corps.

Si vous le désirez, vous pouvez rythmer votre respiration, mais cela est tout à fait facultatif (le rythme ne doit pas vous perturber).

- Inspirez durant 3 secondes.
- Retenez votre souffle durant 3 secondes.
- Expirez durant 6 secondes avec le sourire.

Respiration rythmée ou non, dessinez sur votre visage un sourire et répétez une vingtaine de fois le mantra suivant : **« Tous les jours, à tous les points de vue, je vais de mieux en mieux ! »**

Je pratique l'autosuggestion mentale

Comme expliqué page 162, cette technique a pour objectif de programmer votre inconscient de manière positive. Ces phrases vont s'implanter directement dans votre subconscient, sans passer par l'esprit conscient (pour éviter les autosabotages), de manière à remplacer l'ancien programme mental par un nouveau. Pour cela, prenez soin de bien ressentir l'intention de chacune des phrases qui s'ancrera en vous sans que vous ayez quoi que ce soit à faire.

Pour rappel, la répétition doit se faire de manière douce, comme si vous prononciez un mantra. Il est également possible d'écrire vos phrases sur une feuille et de la sortir lors de l'exercice. Quand vous faites cet exercice, associez-lui une image positive (par exemple, vous êtes en train de respirer à pleins poumons). Inutile de chercher à vous convaincre à tout prix ou de forcer les choses : c'est la clé pour que la suggestion atteigne doucement l'inconscient.

Il est temps de passer à la pratique, régulière et assidue : persévérez chaque jour sans exception. Utilisez l'autosuggestion positive encore et encore pour arrêter de fumer, n'abandonnez jamais, c'est cela le secret de la réussite !

Voici des exemples de phrases pour renforcer votre confiance en vous, consolider votre motivation et vous aider à résister à une envie de fumer : cochez celles qui résonnent le plus en vous. Choisissez-en une ou plusieurs, et répétez-la(les) une vingtaine de fois, 3 fois par jour, dont le matin au lever et le soir avant de vous endormir. Faites-le également au cours de la journée quand une envie de fumer vous envahit. Vous pouvez aussi rédiger vos propres phrases d'autosuggestion mentale. Rappelons qu'elles doivent être affirmatives, courtes et formulées au présent. Selon les jours et les situations, choisissez d'autres phrases, dans une idée de progression.

☐ « Je suis tout à fait capable d'arrêter de fumer. Je crois en moi. Je vais y arriver. »
☐ « J'ai de plus en plus confiance en moi pour arrêter de fumer. Je sais que je dispose des ressources pour y arriver. »
☐ « Je fais confiance à mes ressources et mes capacités. Je sais que j'arriverai à atteindre mes objectifs. Je me donne le temps pour cela. »
☐ « Je sais que j'ai de la force et de la motivation. Je renforce ici et maintenant ma détermination. »
☐ « Je me donne le droit de changer les choses qui ne me conviennent pas. Je me laisse le temps nécessaire pour y parvenir. Je suis tolérant(e) envers moi-même. »
☐ « Je me détache peu à peu de mes peurs, je suis sur la bonne voie. »
☐ « Je prends mon temps. Je cherche à installer le changement durablement. »
☐ « La cigarette m'est tout à fait inutile. Elle n'est qu'un substitut à d'autres besoins. Je prendrai soin de mes besoins. »
☐ « Défumer va me rendre ma liberté. Défumer va me permettre de me sentir mieux, à tout point de vue. »
☐ « Défumer va me faire remporter une victoire sur moi-même. »
☐ « Même si j'ai des difficultés à arrêter de fumer, je sais qu'il existe des solutions qui m'aideront. »

☐ « Je suis motivé(e) et déterminé(e) à m'offrir la liberté. Je suis sur le chemin de la liberté. Je peux vivre sans tabac. »
☐ « Je suis sur le chemin que j'ai choisi pour moi. Je me sens prêt(e) à vivre sans tabac. ».
☐ « J'ai de plus en plus de facilité à arrêter de fumer. »
☐ « J'ai de moins en moins envie de fumer. Je suis calme, détendu(e). Je ne veux pas porter atteinte à ma santé. »
☐ « Le moment de doute que je traverse est tout à fait normal. Il est la preuve que je suis sur le bon chemin. »
☐ « Je m'autorise à être fier(ère) de moi et de ce que j'entreprends. Je fais preuve de bienveillance envers moi-même. »
☐ « J'apprends à respirer profondément pour supprimer le besoin de fumer. À chaque expiration, je chasse les toxines de mes poumons. »
☐« J'apprends à respirer profondément pour supprimer le besoin de fumer. À chaque expiration, je me détends. Cette détente chasse les automatismes qui me font fumer. Cette détente chasse le stress qui me fait fumer. »
☐« Voir les autres fumer m'est indifférent. Si on m'offre une cigarette et si on insiste, je la refuserai fermement. »

Si besoin, inscrivez vos propres phrases ici :

....

....

....

....

....

....

....

....

....

....

....

....

Je fais du tri dans mes placards et j'achète les aliments incontournables

Pour éviter de grignoter à l'arrêt du tabac, il est important d'éviter les tentations et de prendre dès à présent de bonnes habitudes alimentaires. Cela nécessite de faire un grand tri dans vos placards. Sortez toutes les denrées, et profitez-en pour jeter les produits périmés. Pour éviter tout gaspillage, préparez deux cartons : un pour les aliments à terminer dans les 7 prochains jours et un autre pour ceux à donner.

• Le premier carton contiendra les produits dont la date de péremption est proche ainsi que ceux qui ne font pas partie de la liste des produits coups de cœur de ce livre (voir page 74) : les pâtes blanches, le riz autre que basmati ou complet, vos éventuelles céréales pour petit déjeuner trop sucrées, un fond de farine blanche, un reste de sucre de canne, etc. Mettez ces aliments au menu des jours qui suivent (pour bien faire, programmez vos menus de la semaine à venir) et laissez bien en évidence ce carton pour le vider peu à peu à chaque repas.

• Dans le second carton, mettez tous les aliments de consommation courante, que vous ne mangerez probablement pas dans la semaine et qui feront le bonheur d'un proche ou d'une association : boîtes de maïs trop nombreuses, fécule de maïs, sucre blanc et de canne, farine blanche non entamée, pain de mie, biscottes, paquet de biscuits, chocolat à moins de 70 % de cacao, etc. Faites de la place !

Pour les autres produits, regroupez-les et rangez-les par famille ou par thématique : céréales et légumineuses, aliments pour petit déjeuner (café, thé, infusions), assaisonnement (condiments, épices, huiles), ingrédients pour préparer les desserts.

Votre objectif est de faire de la place et de réorganiser un peu votre cuisine pour avoir l'esprit léger. Pour cela, comptez une heure, un peu plus si vos placards sont bien remplis ou si vous avez une famille nombreuse.

En fin de semaine, prévoyez de faire vos courses et reprenez avec soin la liste des indispensables de votre cuisine (voir page 151) pour ne rien oublier et remplir vos placards de produits de qualité. Faites le point avant de partir de chez vous (ou de passer commande pour votre *drive*) sur ce qui vous manque précisément et n'oubliez pas de prévoir vos collations.

Je prévois mes collations intelligentes

Pour éviter de tomber dans les pièges du grignotage mais aussi pour vous tenir loin de tout régime restrictif, faites le point sur les collations qui vous conviennent le mieux. Souvenez-vous des critères dont je vous ai fait part pour qu'une collation soit de qualité :

- elle doit afficher un IG bas ;
- elle doit procurer une sensation de satiété ;
- elle doit pouvoir être conservée longtemps en bouche ;
- elle doit être consommée « en présence et en conscience » : soyez disponible et prenez le temps de bien l'apprécier !

J'ajouterais à cela : elle doit vous procurer du plaisir !

Rendez-vous page 132 pour faire la liste des collations qui vous conviennent le mieux, en fonction de vos préférences, vos goûts et vos habitudes alimentaires.

Mes collations plaisir pour arrêter de fumer sans grignoter…

....

....

....

....

....

....

....

....

....

....

....

....

....

....

....

....

Je mets en place de nouveaux repères et de nouvelles habitudes

Contrairement à ce qu'on pourrait penser, le plus important pour réussir à arrêter de fumer, et le plus délicat, n'est pas de gérer le manque de nicotine, mais d'éteindre les situations-signal. Il s'agit, dès cette semaine, de repérer les situations dans lesquelles vous avez pris l'habitude de fumer ainsi que de mettre en place de nouveaux comportements et de nouveaux repères. Pour cela, essayez de changer le moins possible votre mode de vie. Je vous recommande d'ailleurs de ne vous infliger aucune privation, de ne vous refuser aucun plaisir. Au contraire : confrontez-vous au quotidien et essayez de vivre sans tabac toutes les situations qui vous appelaient auparavant à fumer. En revanche, il peut vous être plus facile d'arrêter de fumer dans certaines circonstances, surtout dans les premières semaines. Ainsi, si vos collègues sont fumeurs et que vous avez l'habitude de fumer avec eux, arrêter de fumer la veille de vos vacances peut être une bonne idée. Quoi qu'il en soit, cette période est un véritable travail d'apprentissage : plus vous vous exercerez, plus cela vous semblera facile. Le proverbe du forgeron n'a jamais été autant de rigueur En d'autres termes, à partir de cette semaine, **vous devenez acteur d'un apprentissage positif : vous êtes moteur d'un changement. De votre changement.**

À partir d'aujourd'hui, lorsque vous déciderez de vivre une situation sans tabac, vous n'expérimenterez pas seulement comment ne pas fumer, vous allez aussi développer une aptitude nouvelle et en conscience : vous allez trouver comment réagir quand vous vous ennuyez, quand vous êtes en colère, quand vous attendez votre tramway ou votre métro, quand vous souhaitez engager une conversation sans demander du feu. Vous allez (re)découvrir un art de vivre, des facettes de votre personnalité jusque-là inconnues, ou tout du moins oubliées. Pour vous inspirer, pensez à relire **comment déjouer votre café-cigarette du matin** (page 138).

J'informe mon entourage

C'est bien entendu à vous de décider si vous souhaitez informer ou non vos proches (famille, amis, collègues, etc.) de votre intention d'arrêter de fumer. Si vous choisissez de le faire, voici deux conseils pour profiter d'une aide optimale.

Choisissez vos deux personnes-soutiens

Certaines personnes se rendent plus disponibles pour écouter que d'autres. Fiez-vous à votre intuition et choisissez dans votre entourage deux personnes avec lesquelles vous partagerez vos réflexions et votre ressenti à l'arrêt du tabac. Idéalement, choisissez celle qui vous comprend le mieux, ainsi qu'une personne qui a elle aussi été fumeuse et qui a réussi à arrêter.

Mes deux personnes-soutiens :

- ....

- ....

Soyez transparent(e)

Pour votre entourage, il peut être très utile de savoir et de comprendre ce qui pourrait menacer votre arrêt du tabac. Parlez donc franchement de vos craintes à vos proches, ils sauront mieux comment réagir si, par exemple, vous leur téléphonez « simplement » parce que vous avez envie de fumer. Ils comprendront aussi pourquoi vous préférez dorénavant les retrouver autour d'un repas plutôt que d'aller boire un verre avec eux.

Vous sentir compris(e) vous aidera à résister et à développer votre volonté de manière exponentielle. Pensez aussi à expliquer à vos proches ce que vous ne voulez pas.

J-1 : je prépare le jour J

Mes objectifs d'aujourd'hui :
- *J'ancre les exercices de préparation mentale.*
- *Je me mets dans les meilleures conditions afin d'être prêt(e) pour le jour J.*
- *Je m'épargne tout stress inutile et je développe ma confiance en moi.*

Demain est le grand jour : vous êtes intimement convaincu(e) que la cigarette et vous, ce n'est plus que l'histoire de quelques heures. Vous avez choisi votre méthode de sevrage et vous connaissez toutes les astuces pour déjouer une envie de fumer. Vous connaissez aussi les bons réflexes alimentaires pour éviter les fringales, vous tenir loin du grignotage et éviter d'avoir faim. Bref, il ne vous reste plus qu'à ajuster quelques petits détails et vous pourrez vous lancer !

J'ancre les exercices de préparation mentale

Aujourd'hui, plus qu'hier – mais moins que demain ! –, la rigueur avec laquelle vous pratiquez les exercices de respiration est décisive pour votre réussite. Ces derniers ne devraient plus avoir de secret pour vous : vous les connaissez parfaitement et avez même ressenti leurs effets bénéfiques en fonction des situations. Vous savez également quel(s) exercice(s) vous conviennent le mieux.

Rédigez votre planning de préparation mentale avec **vos** outils (SB2 – cohérence cardiaque – Delta-respiration), **vos** phrases d'autosuggestion mentale et les mantras qui **vous** appellent le plus. Souvenez-vous que le bouclier Delta, la machine à laver les émotions et le sourire intérieur sont en revanche obligatoires dans votre routine quotidienne. Si besoin, créez-vous des rappels dans votre emploi du temps et/ou sur votre téléphone. L'objectif est que vous mettiez en place une véritable routine quotidienne et que vous vous y teniez avec beaucoup de rigueur. C'est là la clé de votre réussite !

Mes exercices de respiration	**Fréquence**
Bouclier Delta	Quotidiennement et plusieurs fois par jour.
Machine à laver les émotions	Tous les soirs, au moment du coucher.
Sourire intérieur	Tous les matins, au moment du réveil.
(à vous de compléter)	....
(à vous de compléter)	....
(à vous de compléter)	....

Mes phrases d'autosuggestion mentale (voir page 164) et mes mantras (voir page 209) pour stimuler ma motivation et ma confiance en moi à me répéter 20 fois à la suite, au moins 3 fois par jour et aussi souvent que nécessaire.
....
....
....
....
....
....
....
....
....
....
....
....
....
....
....
....
....
....
....
....

Si vous avez été assidu(e), certains de ces exercices surviennent probablement comme des réflexes. Si c'est le cas, cela signifie que vous vous êtes bien préparé(e) mentalement à votre arrêt du tabac. Si ce n'est pas le cas, relisez la phase de préparation, et programmez sur votre téléphone ou votre calendrier électronique des rappels récurrents pour pratiquer vos exercices de respiration. Faites-les avec rigueur et constance : c'est la clé pour arrêter de fumer.

Je me mets dans les meilleures conditions afin d'être prêt(e) pour le jour J

➲ J'adapte mon environnement

L'idée de cette journée est de désencombrer matériellement votre environnement de tout élément qui vous ramène au tabac pour qu'il prenne moins de place dans votre mental. Pour cela, libérez votre logement, votre espace de travail, mais aussi votre voiture et votre sac à main, des briquets, cendriers et paquets de cigarettes. Ne les jetez pas (encore) pour autant : rassemblez simplement tous ces éléments dans une même boîte ou un sac.

Pour cette dernière journée avant la première sans tabac, contentez-vous d'un seul briquet, du juste nombre de cigarettes qu'il vous faut pour la journée et essayez de n'avoir sous la main qu'un seul cendrier, au cas où vous en ayez vraiment besoin (un pot de yaourt en verre peut faire l'affaire par exemple). Si vous fumez des cigarettes roulées, préparez le juste nombre dont vous avez besoin et mettez de côté le matériel à rouler.

Aérez votre logement ainsi que le lieu où vous travaillez, mais aussi votre voiture pour enlever l'odeur du tabac. Pensez au bicarbonate alimentaire à verser dans un bol ou une petite assiette par exemple et disposez-en à plusieurs endroits : c'est une astuce simple, économique et efficace pour supprimer les odeurs de tabac. Pour les éléments plus imprégnés (draps, rideau, manteau, coussin, couette, draps), le mieux est de les laver si vous le pouvez.

En somme : créez un environnement (presque) non fumeur autour de vous !

➲ Je contacte mes personnes-soutiens et mes personnes-ressources

Si vous avez choisi d'être entouré(e) dans votre démarche de sevrage tabagique, pour être dans les meilleures conditions et recevoir toutes les bonnes énergies des personnes qui vont vous soutenir, envoyez un message à vos personnes-soutiens (voir page 216) et contactez éventuellement vos personnes-ressources (voir page 199). Souvenez-vous que même si vous êtes le pilier de votre réussite, elles vous seront d'une aide précieuse par la suite. Informez-les que la date approche. Cela peut être le moment de rediscuter de ce que vous attendez d'eux et de ce que vous ne souhaitez pas.

Je m'épargne tout stress inutile et je développe ma confiance en moi

Pour déjouer le surstress et vous aider à gagner davantage de confiance en vous, il existe un outil fabuleux : le Delta-planning. Il aide à « fractionner » le stress chronique en une série de contraintes qui deviennent ainsi plus faciles à gérer.

Le principe est simple : prendre quelques minutes chaque soir pour coucher sur le papier les priorités du jour suivant et faire de même une fois par semaine pour les priorités des sept jours à venir. C'est un exercice simple, rapide et terriblement efficace.

▶ 5 minutes chaque soir, 2 heures avant de vous coucher : planifiez votre journée du lendemain en listant les tâches à accomplir.

▶ 10-20 minutes durant le week-end :
planifiez votre semaine à l'avance en listant les tâches à accomplir.

Soyez attentif à ce temps de préparation. Vous constaterez très rapidement les bénéfices sur votre niveau de stress, votre charge mentale, ainsi que votre confiance en vous.

J 0 : je passe à l'action

Mon objectif de cette journée (et des suivantes) : dire adieu à la cigarette !

Aujourd'hui, c'est le jour J. Le jour que vous avez choisi pour arrêter de fumer et le début de votre nouvelle vie sans tabac ! Vous êtes bien préparé(e), il ne vous reste plus qu'à mettre en pratique tout ce que vous avez lu et expérimenté jusqu'ici. Prêt(e) ? À vous de jouer !

Première chose à faire, mettre de côté tout votre « matériel » de fumeur : paquet de cigarettes, briquet, cendrier. À vous de voir si vous voulez les jeter à la poubelle (ce qui peut, paradoxalement, renforcer votre attachement vis-à-vis de ces objets) ou les garder dans un tiroir (ce qui peut vous donner un sentiment de sécurité, et éviter tout sentiment de convoitise quand vous passez devant un bureau de tabac par exemple).

➲ Mes 3 règles d'or aujourd'hui

1. Je me détends. J'évite au maximum les situations stressantes ou énervantes, et je pioche dans ma boîte à outils dès que je ressens une envie de fumer ou de grignoter ou une émotion désagréable (voir l'encadré « ma boîte à outils » ci-après).

2. Je m'encourage. Je suis mon/ma meilleur(e) allié(e). Je me répète mon mantra, et me remets en tête mes motivations pour arrêter de fumer. Quand je sens pointer une envie de fumer, je me dis qu'elle est passagère, et je me répète que je dispose des ressources nécessaires pour résister.

3. Je me félicite. Chaque heure passée sans cigarette est une petite victoire. Alors je n'hésite pas à me congratuler, et ce à chaque fois que je réussis à ne pas fumer. Et je me répète : « Je viens de me prouver une fois de plus que j'ai les ressources nécessaires pour arrêter de fumer. »

MA BOÎTE À OUTILS

- Mes exercices de respiration, page 200.
- Mes astuces naturelles en cas d'envie de fumer, page 167.
- Mes astuces naturelles en cas d'envie de grignoter, page 174.
- Mon plan de repas, pour adopter les bons réflexes et éviter les fringales, page 148.
- Mes collations intelligentes, page 132.

UNE LETTRE OU UNE PHOTO DE RUPTURE...

Ce jour est à marquer d'une pierre blanche. Pour cela, vous pouvez, si vous le souhaitez, écrire une lettre de rupture à la cigarette. Dites-lui tout ce que vous avez sur le cœur, ce que vous ne souhaitez plus et toutes les belles choses que vous allez enfin pouvoir faire sans elle. Et à la fin de la journée, ou l'un des jours suivants, brûlez-la.

Autre solution, postez sur vos réseaux sociaux une photo qui symbolise le début de votre nouvelle vie : celle d'un petit café en terrasse (sans cigarette bien sûr), celle d'une balade en forêt (avec le grand air que vous allez enfin pouvoir respirer à pleins poumons), celle d'une pause shopping que vous allez vous offrir (à la place de la cigarette d'après-déjeuner, etc.).

DES EFFETS DÉJÀ CONCRETS SUR VOTRE SANTÉ !

- **Au bout de 20 minutes**, votre pression sanguine et vos pulsations cardiaques redeviennent normales.
- **Au bout de 24 heures**, le monoxyde de carbone est éliminé de votre organisme.
- **En 72 heures**, votre respiration s'améliore.

Petit bilan de fin de journée…

Comment vous sentez-vous ?

- ☐ Très bien
- ☐ Bien
- ☐ Assez bien
- ☐ Pas très bien
- ☐ Pas bien du tout

Ressentez-vous une envie de fumer ?

- ☐ Non, pas du tout
- ☐ Oui, un petit peu
- ☐ Oui, beaucoup

Comment évaluez-vous vos chances de réussite ?

- ☐ Je suis sûr(e) d'y arriver
- ☐ Je suis dans de bonnes conditions
- ☐ Je ne suis pas très à l'aise avec cette idée
- ☐ Je suis sûr(e) de reprendre un jour
- ☐ Je suis sûr(e) de ne pas y arriver

Semaines 3 et 4 (J 1 à J 15) : j'évalue mes ressentis

Mes objectifs de ces deux semaines :

- *Je surveille mon humeur.*
- *Je continue mon rituel de préparation mentale avec beaucoup de rigueur.*
- *J'ancre mes nouvelles habitudes alimentaires pour éviter tout grignotage et toute prise de poids.*
- *J'évalue mes progrès et mes ressentis.*

Vous y êtes : vous avez écrasé votre dernière cigarette : quelle fierté ! Vous avez été confronté(e) à une multitude de situations-signal et pourtant, vous avez réussi à déjouer toutes les tentations du premier jour. Il est temps de vous adresser un grand bravo ! Prenez le temps d'apprécier et de savourer cette première grande victoire.

Durant les semaines à venir, il s'agira de porter une attention particulière à votre humeur pour vous assurer de ne pas être plus sujet à la déprime que vous ne le devriez lors de l'arrêt du tabac. Vous continuerez à ancrer les bons réflexes, tant au niveau de la préparation mentale que de vos choix alimentaires. Et pour apprécier tout le chemin parcouru, je vous recommande de vous auto-évaluer à chaque fin de semaine (à J + 7, J + 14, etc.) : cela vous permettra de voir où vous en êtes et de mesurer votre évolution de manière régulière.

Je surveille mon humeur

Depuis que vous avez arrêté de fumer, vous vous heurtez peut-être à des sautes d'humeur imprévisibles : vous vous sentez plus agressif(ve), plus colérique, plus agacé(e) et/ou plus énervé(e). Soyez rassuré(e) : cela est tout à fait normal, il s'agit des symptômes de sevrage. La manière la plus efficace de réguler votre humeur est d'ajuster avec précision les doses de gommes ou de patch de nicotine. Ainsi, si vous présentez des troubles de cet ordre, même minimes, tournez-vous vers votre médecin, votre tabacologue ou votre pharmacien afin d'adapter votre traitement substitutif.

Il est également tout à fait normal de ressentir une dépression passagère. Cette dernière se transformera par la suite en une sorte d'euphorie lorsque vous aurez le sentiment d'être devenu ex-fumeur et que votre nouvelle vie sans tabac commencera à se dessiner.

Si vous ressentez que la cause du problème n'est pas le manque de nicotine, si votre entourage vous trouve sombre, manquant d'énergie, de jovialité, de projets ou d'initiative, ou si vous-même vous sentez un peu trop morose, consultez sans tarder votre médecin. Vous faites peut-être partie des déprimés légers qui trouvaient dans la cigarette un traitement équilibrant. Même si vous vous sentez mûr(e) pour continuer d'arrêter de fumer, il est dans ce cas nécessaire de traiter ce problème médical avant de réussir définitivement à devenir ex-fumeur.

Je continue mon rituel de préparation mentale avec beaucoup de rigueur

Souvenez-vous que pour réussir à arrêter de fumer, votre routine de préparation mentale est absolument indispensable. Ne l'abandonnez surtout pas sous prétexte que vous gérez très bien votre arrêt du tabac. Ce serait une grossière erreur : c'est probablement grâce à elle que vous réussissez si bien votre grand challenge personnel ! Et si vous sentez que vous décrochez un peu (ou trop !) de vos exercices de respiration, de vos autosuggestions mentales ou de vos mantras, imposez-vous des créneaux dans votre emploi du temps de manière systématique : si ce n'est pas déjà fait, programmez des rendez-vous dans votre calendrier et mettez en place des rappels récurrents dans votre téléphone. Ne tardez pas : paramétrez-les dès maintenant et reprenez avec rigueur les exercices que vous avez définis page 200. C'est la clé de votre réussite !

J'ancre mes nouvelles habitudes alimentaires pour éviter tout grignotage et toute prise de poids

Les deux premières semaines qui suivent l'arrêt du tabac sont décisives pour éviter toute prise de poids par la suite. C'est en effet durant cette période qu'il vous faut enraciner vos bonnes habitudes alimentaires. L'enjeu est double :

– vous rapprocher de l'équilibre alimentaire en privilégiant les meilleurs aliments pour éviter les envies de sucre, de grignotage et la faim ;

– laisser place au plaisir, au partage et à la convivialité de chacun des repas, y compris lors des invitations, des apéritifs et des repas avec vos proches pour éviter de vous infliger une frustration ou un stress supplémentaire tout à fait inutile.

Durant les 15 jours qui suivent l'arrêt du tabac, vous allez progressivement retrouver le vrai goût des aliments : vos papilles gustatives et olfactives se régénèrent. Soyez conscient(e) du plaisir que vous aurez à (re)découvrir le goût de chacun des aliments. Certains vous paraîtront davantage salés, d'autres davantage sucrés. Profitez-en pour réduire votre consommation de sel et de sucre ajouté et n'oubliez pas de mettre en place une collation (ou même plusieurs) de manière systématique si vous en ressentez le besoin (voir page 132).

J'évalue mes progrès et mes ressentis

Le tableau page suivante vous aidera à mettre en lumière et à valoriser vos progrès sur le long terme. Il vous encouragera aussi à poursuivre vos efforts pour vous défaire du tabac. Je vous recommande de le remplir une fois par semaine en indiquant par une croix vos ressentis. Vous pouvez bien sûr le photocopier et continuer de le compléter aussi longtemps que vous le jugerez nécessaire.

Date d'arrêt du tabac : ....

Semaines après l'arrêt du tabac	**Semaine 1**	**Semaine 2**	**Semaine 3**	**Semaine 4**
Comment vous sentez-vous ?	☐ Très bien ☐ Bien ☐ Assez bien ☐ Pas très bien ☐ Pas bien du tout	☐ Très bien ☐ Bien ☐ Assez bien ☐ Pas très bien ☐ Pas bien du tout	☐ Très bien ☐ Bien ☐ Assez bien ☐ Pas très bien ☐ Pas bien du tout	☐ Très bien ☐ Bien ☐ Assez bien ☐ Pas très bien ☐ Pas bien du tout
Pensez-vous que continuer d'arrêter de fumer est une décision raisonnable pour vous ?	☐ Pas du tout ☐ Ce n'est pas important pour moi ☐ Absolument	☐ Pas du tout ☐ Ce n'est pas important pour moi ☐ Absolument	☐ Pas du tout ☐ Ce n'est pas important pour moi ☐ Absolument	☐ Pas du tout ☐ Ce n'est pas important pour moi ☐ Absolument
Avez-vous envie de continuer d'arrêter de fumer ?	☐ Un peu ☐ Beaucoup ☐ Énormément	☐ Un peu ☐ Beaucoup ☐ Énormément	☐ Un peu ☐ Beaucoup ☐ Énormément	☐ Un peu ☐ Beaucoup ☐ Énormément
Avez-vous peur d'arrêter de fumer ?	☐ Constamment ☐ Parfois ☐ Pas du tout	☐ Constamment ☐ Parfois ☐ Pas du tout	☐ Constamment ☐ Parfois ☐ Pas du tout	☐ Constamment ☐ Parfois ☐ Pas du tout
Ressentez-vous une envie très forte de fumer ?	☐ Pratiquement jamais ☐ Rarement (1 à 2 fois par semaine) ☐ Plusieurs fois par jour ☐ Presque à chaque instant	☐ Pratiquement jamais ☐ Rarement (1 à 2 fois par semaine) ☐ Plusieurs fois par jour ☐ Presque à chaque instant	☐ Pratiquement jamais ☐ Rarement (1 à 2 fois par semaine) ☐ Plusieurs fois par jour ☐ Presque à chaque instant	☐ Pratiquement jamais ☐ Rarement (1 à 2 fois par semaine) ☐ Plusieurs fois par jour ☐ Presque à chaque instant

Semaines après l'arrêt du tabac	**Semaine 1**	**Semaine 2**	**Semaine 3**	**Semaine 4**
Comment évaluez-vous votre niveau de maturité pour arrêter de fumer ?	☐ Je suis sûr(e) d'y arriver ☐ Je suis dans de bonnes conditions ☐ Je ne suis pas très à l'aise avec cette idée ☐ Je suis sûr(e) de reprendre un jour ☐ Je suis sûr(e) de ne pas y arriver	☐ Je suis sûr(e) d'y arriver ☐ Je suis dans de bonnes conditions ☐ Je ne suis pas très à l'aise avec cette idée ☐ Je suis sûr(e) de reprendre un jour ☐ Je suis sûr(e) de ne pas y arriver	☐ Je suis sûr(e) d'y arriver ☐ Je suis dans de bonnes conditions ☐ Je ne suis pas très à l'aise avec cette idée ☐ Je suis sûr(e) de reprendre un jour ☐ Je suis sûr(e) de ne pas y arriver	☐ Je suis sûr(e) d'y arriver ☐ Je suis dans de bonnes conditions ☐ Je ne suis pas très à l'aise avec cette idée ☐ Je suis sûr(e) de reprendre un jour ☐ Je suis sûr(e) de ne pas y arriver
Évaluez votre score de motivation pour arrêter de fumer	......./10	......./10	......./10	......./10

Semaines 5 et 6 (J 16 à J 30) : je pérennise ma nouvelle vie sans tabac

Mes objectifs de ces deux semaines :

- *J'évalue tous les bienfaits que je commence à ressentir.*
- *Je garde ma motivation et mets toutes les chances de mon côté pour garder mes nouvelles habitudes à vie !*

Vous venez de passer le cap des deux premières semaines sans tabac, et vous pouvez vous en féliciter ! Vous entrez à pieds joints dans votre nouvelle vie d'ex-fumeur(euse). Ne relâchez pas vos efforts, conservez toutes les bonnes habitudes que vous avez mises en place, et appréciez sans modération tous les bienfaits ressentis.

J'évalue les nombreux bienfaits que je commence à ressentir

Les effets bénéfiques de l'arrêt du tabac sont nombreux et variés : sur votre santé, sur votre peau, sur votre humeur et même sur votre porte-monnaie. Soyez-y attentif(ve), et listez les résultats constatés. Vous pouvez faire cet exercice régulièrement.

- Je me sens moins essoufflé(e).
  ☐ Pas du tout ☐ Un peu ☐ Beaucoup

- J'ai l'impression d'avoir plus de goût.
  ☐ Pas du tout ☐ Un peu ☐ Beaucoup

- J'ai l'impression d'avoir plus d'odorat.
  ☐ Pas du tout ☐ Un peu ☐ Beaucoup

- J'ai meilleure haleine.
  ☐ Pas du tout ☐ Un peu ☐ Beaucoup

- Je me sens moins fatigué(e).
  ☐ Pas du tout ☐ Un peu ☐ Beaucoup

- Je commence à faire de substantielles économies.
  ☐ Pas du tout ☐ Un peu ☐ Beaucoup

- …………
(à vous de compléter)
    ☐ Pas du tout ☐ Un peu ☐ Beaucoup

- …………
    ☐ Pas du tout ☐ Un peu ☐ Beaucoup

- …………
    ☐ Pas du tout ☐ Un peu ☐ Beaucoup

- …………
    ☐ Pas du tout ☐ Un peu ☐ Beaucoup

- …………
    ☐ Pas du tout ☐ Un peu ☐ Beaucoup

DES BIENFAITS À LONG TERME SUR VOTRE SANTÉ !

- **2 à 3 semaines après l'arrêt du tabac**, la toux et la fatigue diminuent.
- **Entre 1 et 9 mois** après la dernière cigarette, les cils bronchiques repoussent, vous êtes de moins en moins essoufflé(e).
- **Au bout de 1 an**, le risque d'infarctus du myocarde est divisé par deux et celui d'accident vasculaire cérébral rejoint celui d'un non-fumeur.

→

- **Au bout de 5 ans**, le risque de cancer du poumon diminue presque de moitié.
- **Au bout de 10 à 15 ans**, votre espérance de vie est la même que celle d'un non-fumeur.

Je garde ma motivation et mets toutes les chances de mon côté pour conserver mes nouvelles habitudes... à vie !

Vous voilà arrivé(e) à la fin de ce programme, et je vous en félicite ! Mais pas question pour autant de refermer ce livre et de ne plus jamais l'ouvrir. Au contraire, gardez-le précieusement à vos côtés, et n'hésitez pas à le relire quand vous en ressentirez le besoin. Continuez à utiliser tous les outils et les astuces que vous avez découverts lors de votre lecture : la pyramide alimentaire, l'assiette santé, le plan de repas, les exercices de respiration, les SOS antigrignotage, le Delta-planning. Toutes ces bonnes habitudes alimentaires et d'hygiène de vie que vous avez mises en place à l'occasion de l'arrêt du tabac sont à conserver toute votre vie afin de maintenir votre poids et de faire chaque jour un pas de plus vers la pleine santé !

ANNEXE
QUESTIONS / RÉPONSES

Arrêter de fumer fait-il prendre du poids ?
Ce n'est pas systématique. Selon une étude citée dans ce livre (voir page 17), certaines personnes en perdent même à l'arrêt du tabac ! Pour les autres, la prise de poids est très variable. En suivant le programme proposé dans cet ouvrage, vous mettez toutes les chances de votre côté pour la limiter.

À quel moment prend-on du poids lorsque l'on arrête de fumer ?
La prise de poids survient surtout durant les deux premiers mois (les deux premières semaines sont même décisives !), puis elle ralentit ensuite.

Est-il normal d'avoir davantage faim à l'arrêt du tabac ?
Oui, car le tabac a un effet hyperglycémiant et il masque les éventuelles crises d'hypoglycémie entre les repas. Résultat, quand on ne fume plus, on peut se retrouver en hypoglycémie (le temps que l'organisme retrouve son fonctionnement normal), on prend conscience de ces crises d'hypoglycémie, et on a faim !

Est-il plus difficile d'arrêter de fumer quand on est une femme ?

Oui ! Des chercheurs [41] l'ont même démontré en suivant plus de 230 fumeurs et fumeuses pendant dix ans. Selon les résultats de leur étude, à l'arrêt du tabac, les femmes souffrent plus souvent d'anxiété et de dépression que les hommes, ce qui peut compromettre leur projet d'arrêter de fumer. Résultat : les hommes qu'ils ont suivis sont deux fois plus nombreux à avoir réussi à arrêter de fumer. Les chercheurs avancent l'hypothèse de raisons d'ordre hormonal et/ou social, mais de plus amples recherches sont nécessaires.

Est-il vrai qu'arrêter de fumer pendant la première phase du cycle menstruel est plus facile ?

Des chercheurs [42] ont effectivement montré qu'il serait plus facile d'arrêter de fumer lorsque le rapport entre œstrogènes et progestérone est le plus faible, c'est-à-dire pendant la première phase du cycle menstruel (entre le début des règles et le jour de l'ovulation, deux semaines plus tard environ). Ces taux hormonaux auraient surtout une incidence sur la résistance aux « signaux de rechute » liés à l'environnement. En d'autres termes, vous résistez mieux aux tentations, comme lors de la pause café-cigarette après le repas. « Ces données appuient les résultats obtenus sur les animaux, qui suggèrent l'existence d'un effet protecteur de la progestérone sur les comportements addictifs », a expliqué l'une des chercheuses.

41. Étude présentée lors du Canadian Cardiovascular Congress (CCC) en 2019.
42. T. R. Franklin *et al.*, « Influence of Menstrual Cycle Phase on Neural and Craving Responses to Appetitive Smoking Cues in Naturally Cycling Females », *Nicotine & Tobacco Research*, 2015.

Arrêter de fumer à deux, c'est mieux ?

Oui ! Les couples qui ont pour projet d'arrêter de fumer à deux ont six fois plus de chances d'y parvenir que les fumeurs qui tentent de le faire seuls, alors que le partenaire continue de fumer. Ce sont les conclusions d'une équipe de chercheurs présentées lors du congrès EuroPrevent à Lisbonne, en 2019. Si vous n'êtes pas en couple, pas de panique : vous pouvez trouver une autre personne pour vous accompagner et vous encourager.

Arrêter de fumer, ce n'est qu'une question de volonté ?

Non. La cigarette provoque une véritable addiction, et donc une dépendance. La dépendance s'opposant à la volonté, « vouloir » arrêter de fumer ne suffit pas pour y parvenir. Il faut aussi de fortes motivations personnelles, et un traitement *ad hoc*.

Faut-il se fixer une date précise pour arrêter de fumer ?

Choisir à l'avance la date à laquelle vous allez arrêter de fumer peut être d'une aide précieuse (c'est d'ailleurs ce que je vous propose de faire avant de débuter votre programme, voir page 50). Il peut s'agir d'une date qui a du sens pour vous (par exemple, votre anniversaire) ou simplement un jour facile à retenir (le 1er du mois). Ainsi, vous vous en souviendrez plus facilement, et le décompte sera plus simple. Vous pourrez dire : cela fait 1 semaine, 15 jours, 1 mois, 2 mois, 6 mois, 1 an que j'ai arrêté de fumer. Mais attention cependant de ne pas vous mettre trop la pression en choisissant une date trop lourde de sens, par exemple votre anniversaire de mariage.

Fumer moins, est-ce une bonne idée pour se sevrer du tabac ?

Fumer moins en diminuant le nombre de cigarettes fumées par jour ne sert à rien. En effet, le fumeur adapte sa manière de fumer, en « tirant » davantage sur sa cigarette pour avoir sa dose de nicotine. C'est ce que l'on appelle le phénomène d'autotitration (voir aussi page 154).

Vaut-il mieux arrêter brutalement de fumer ou progressivement ?

Le fumeur qui diminue progressivement le nombre de cigarettes qu'il fume chaque jour va en réalité tirer davantage sur sa cigarette (voir la réponse précédente). Il reste tout autant exposé aux mécanismes de la dépendance physique (voir page 35), même en fumant moins. Pour arrêter de fumer efficacement, il faut donc arrêter brutalement. Garder les cigarettes-plaisir et supprimer les cigarettes-automatismes n'est pas une bonne idée et à double titre : non seulement vous restez dépendant (à la nicotine et aux IMAO), mais en plus, vous conservez les cigarettes les plus appréciées. Or, il est justement important de décorréler la cigarette des circonstances qui poussent à fumer.

Est-il judicieux d'arrêter de fumer pendant ses vacances ?

Aux yeux de nombreuses personnes, le début des vacances est l'occasion idéale pour arrêter de fumer : plus de pauses-café, plus de sollicitations de la part des collègues, moins de stress, plus de facilités pour occuper son esprit volontairement. Si, pour certains, la clé du succès est d'apprendre à arrêter de fumer dans les circonstances qui incitent à allumer une cigarette, arrêter de fumer en l'absence de « surstimulation » peut être une bonne idée pour vous aider à vous défaire des cigarettes-réflexes. La vraie clé de votre succès est de choisir la date qui **vous** convient le mieux.

Est-il vrai que le sevrage tabagique peut être inefficace si le fumeur ne reçoit pas une dose suffisante de nicotine ?
Oui. La dose de nicotine doit être ajustée aux besoins du fumeur, afin qu'il puisse se passer totalement de la cigarette sans symptômes de manque. Le rôle du tabacologue est de définir cette juste dose.

Est-il normal de ne pas réussir à arrêter de fumer à la première tentative ?
Oui. De nombreux fumeurs ont besoin de plusieurs essais avant d'arrêter de fumer. Ce n'est pas facile, et surtout pas une question de volonté. La rechute est toujours possible, et quand elle survient, il est important d'en analyser les raisons afin d'en tirer les enseignements et de faire mieux la fois d'après. Ne culpabilisez pas et ne vous découragez pas. Afin de vous aider à prendre du recul sur votre rechute, lisez bien la page 190, ainsi que les pages 12 et 13.

Jeter son briquet et son dernier paquet, une bonne idée ?
Pas si simple ! Cela pourrait *a priori* sembler une bonne idée. Mais, en réalité, le fait de jeter un objet à la poubelle peut renforcer votre attachement vis-à-vis de ce dernier, alors que le garder près de vous et ne plus vous y intéresser peut être la condition de la véritable rupture. De plus, pour certaines personnes, garder un paquet de cigarettes à portée de main peut donner un sentiment de sécurité : cela évite de quémander une cigarette à un ami, ou de passer devant le bureau de tabac avec convoitise au risque, un jour, de craquer. Pour d'autres, cela représente un danger permanent : il y a toujours un risque de rechute. Conclusion : sur ce point, à vous de vous faire votre propre opinion !

Faut-il bannir le café quand on arrête de fumer ?
Chez de nombreux fumeurs, le café est associé à la cigarette. Mais ce n'est pas la caféine qui incite à fumer. La preuve, le thé en contient également et pourtant, il n'y a pas de lien entre la consommation de tabac et celle de thé. Par ailleurs, des études ont montré que plus le café est riche en caféine, moins le fumeur fume. Le fait d'arrêter de boire du café ne favoriserait donc pas l'arrêt de la cigarette. Inutile de vous ajouter une frustration supplémentaire. Il est toutefois important de savoir qu'à l'arrêt du tabac, vous risquez de sentir davantage les effets de la caféine (énervement, tremblements, troubles du sommeil, palpitations). En effet, la fumée du tabac stimule des enzymes du foie qui détruisent la caféine. Résultat : quand vous ne fumez plus, pour une même dose de café, la dose de caféine dans votre sang peut doubler. Si vous en ressentez les effets indésirables, diminuez votre consommation de café, ou buvez du café décaféiné. Pensez aussi au thé déthéiné (qui conservera ses composants bénéfiques comme les flavonoïdes et les tanins). Pour le préparer, c'est très simple : faites infuser votre thé pendant 20 secondes puis jetez la première infusion. Faites-en une seconde en remettant de l'eau chaude : ce thé sera alors naturellement beaucoup moins riche en théine.

Faut-il arrêter l'alcool quand on arrête de fumer ?
Comme pour le café, la consommation d'alcool est, chez certaines personnes, directement associée à celle du tabac. Si tel est votre cas, mieux vaut effectivement éviter les tentations durant les premiers jours. Nombreux sont les ex-fumeurs qui rechutent lors de soirées alcoolisées. Pour les autres, aucune étude n'a jamais prouvé le lien entre alcool et tabac. Vous

pouvez donc vous autoriser à boire sans excès, un verre ou deux dans la soirée. Soyez conscient(e) que dans bien des situations, vous serez votre seul(e) juge : ne vous imposez pas une contrainte supplémentaire si vous sentez qu'elle n'est pas nécessaire, au risque de rendre l'arrêt du tabac plus difficile. L'arrêt du tabac est un réapprentissage de la vie sans tabac en toutes circonstances, y compris les soirées festives, vous devrez donc apprendre à ajuster vos comportements.

Faut-il éviter les fumeurs et les lieux où l'on fume ?
L'idée n'est pas de vous exclure de vos environnements. Arrêter de fumer est une décision suffisamment difficile à prendre sans que vous en rajoutiez en vous coupant de tous vos repères. De plus, ce n'est pas en évitant les fumeurs ou les lieux où l'on fume que vous apprendrez à résister à la tentation.

Faut-il informer son entourage de sa décision d'arrêter de fumer ?
Oui… et non. Si vous les informez de votre décision, vos proches pourront vous soutenir, ne serait-ce qu'en évitant de vous proposer une cigarette. Le revers de la médaille est que certains pourront avoir tendance à vous faire la morale ou à vous infantiliser. Alors choisissez bien à qui vous souhaitez en parler ! Pour vous aider, lisez bien la page 216.

Faut-il dire à son médecin qu'on a décidé d'arrêter de fumer ?
Votre médecin est votre premier accompagnateur santé. Il est important de l'en informer car il pourra vous prescrire des traitements de substitution à la nicotine adaptés, mais aussi modifier la posologie de certains de vos médicaments si vous

êtes sous traitement médical. Vous pouvez aussi lui faire part de vos éventuelles difficultés en période de sevrage.

Se mettre au sport pour réussir son sevrage tabagique, une bonne idée ?

Sur le papier oui ! En effet, le sport aide à prévenir la prise de poids liée à l'arrêt du tabac et à diminuer son niveau de stress qui peut être à l'origine des grignotages et des envies de fumer. L'idéal est de pratiquer 30 minutes de marche rapide par jour ou deux séances de sport de 40 minutes 2 fois par semaine. Choisissez un sport qui vous convient et qui vous plaît : c'est la garantie pour conserver longtemps cette bonne résolution. Mais attention : reprendre le sport après des années d'inactivité et de tabagisme peut être dangereux pour vos artères encrassées. Consultez votre médecin, faites un check-up complet, et allez-y doucement et progressivement. N'oubliez pas également qu'il est possible d'être actif dans sa vie de tous les jours : en prenant les escaliers plutôt que l'ascenseur, en privilégiant les trajets à pied, en faisant du jardinage

Sachez aussi que, comme pour toutes les autres activités « de substitution » que l'on conseille généralement aux personnes qui arrêtent de fumer, faire du sport, de la poterie ou du chant alors que cela ne vous a jamais passionnés est loin d'être le remède miracle pour arrêter du jour au lendemain !

Pourquoi certaines personnes toussent-elles à l'arrêt du tabac, alors qu'elles ne toussaient pas avant ?

La toux est un bon signe : elle signifie que l'organisme est en train d'éliminer les substances toxiques accumulées dans les bronches en raison du tabagisme. Cela permet aux canaux respiratoires de retrouver leur fonctionnement normal, et aux cils vibratiles des bronches, qui avaient été détruits par les substances irritantes du tabac, de réapparaître.

L'arrêt du tabac peut-il provoquer une dépression ?
Arrêter de fumer ne provoque pas de dépression. En revanche, le tabagisme peut masquer une dépression sous-jacente, qui va donc se révéler quand on arrête de fumer. C'est la raison pour laquelle les tabacologues interrogent toujours le fumeur sur son humeur avant de démarrer un traitement de désintoxication.

Combien de temps dure un traitement substitutif à la nicotine ?
Entre 3 et 6 mois, selon les personnes. Si, au bout de 6 mois, cela ne fonctionne pas, il est possible de prolonger le traitement. Il est important que celui-ci soit adapté à chacun et encadré par un professionnel.

Après combien de temps peut-on se considérer comme un ex-fumeur ?
La nicotine disparaît totalement du sang au bout de quelques jours mais la dépendance, elle, perdure. Il faut compter 1 à 2 mois pour se défaire de la dépendance physique, et de 6 à 12 mois, voire plus chez certaines personnes, pour en finir avec la dépendance psychique. On peut donc se considérer véritablement comme un ex-fumeur au bout d'un an. Mais selon les personnes, il faudra rester vigilant quant au risque de rechute, qui est toujours possible.

Bibliographie

ABRASSART J.-L., *La Bonne Pratique de la respiration*, éditions Guy Trédaniel, 2015.

DORAY C., *Le problème du snacking lors du sevrage tabagique : essai sur ses origines et sur ses solutions*, mémoire de fin d'études, Paris, 2008.

MOLIMARD R., *La Fume*, Sides éditions, 2003.

MOLIMARD R., *Petit manuel de défume*, éditions Sides, 2007, réédition L'Harmattan, 2021.

MOLIMARD R., « Prise de poids réelle après abstinence de tabac », *Réalités écologiques*, 2009.

MONTIGNAC M. & MONTIGNAC S., *Maigrir avec la méthode Montignac pour les Nuls*, éditions First, 2010.

ROUGIER Y., *Programmez votre cerveau minceur*, éditions Albin Michel, 2017.

SOUCCAR T. & HOULBERT A., *La Meilleure Façon de manger*, Thierry Souccar éditions, 2015.

Sites Internet :
www.stop-tabac.ch
www.tabac-info-service.fr
www.fedecardio.org
www.quebecsanstabac.ca
https://www.realites-cardiologiques.com

Formations en ligne de l'École 5.3 :
- Nutrition
- Gestion du stress et préparation mentale
- Naturopathie et phytothérapie

Si vous êtes un(e) professionnel(le) du bien-être ou que vous êtes passionné(e) par le bien-être et que vous envisagez une reconversion professionnelle dans ce secteur, faites-moi part de votre projet. Je peux vous parrainer sur ces formations, en tant que formatrice aux côtés du Dr Y. Rougier, médecin spécialiste des hôpitaux de Paris, passionné de neurosciences appliquées et de nutrition-santé. Contactez-moi directement sur *claire.doray.nutrition@gmail.com* ou *via* mon site Internet *www.claire-nutrition.com*.

Remerciements

Au professeur Robert Molimard qui a consacré sa vie à la recherche sur le tabac.

Mon maître et mentor grâce auquel j'ai eu la chance d'être formée. Père fondateur de la tabacologie, précurseur dans la recherche sur le tabagisme dans notre pays, il a initié la lutte contre le tabagisme en France et a créé le premier enseignement mondial en tabacologie. Je retiens de lui la passion et l'enthousiasme de ses prises de position à contre-courant pour dénoncer l'inefficacité de la lutte antitabac et la stigmatisation des fumeurs. Je vous dédie ce livre, vous qui avez été le premier à vous intéresser au sort des fumeurs et à chercher comment les aider à se défaire de leur addiction.

Au docteur Réginald Allouche,

qui m'a sensibilisée au concept fondamental et fascinant des index glycémiques. Vous avez permis une carrière passionnante.

À Fabrice Boutain,

au côté duquel tout devient possible. Notre passion commune pour le bien-être et la nutrition ainsi que son expertise en entrepreneuriat ont fait jaillir de nombreux projets. Ce livre en fait partie.

À Michel et Sybille Montignac,

qui m'ont transmis leur passion pour les index glycémiques et l'importance de la qualité des aliments, là où bien d'autres accordent davantage d'importance à leur quantité. Vous avez transformé ma vision de la nutrition et l'approche que je donne à mes consultations au cabinet. Chaque jour, vous contribuez ainsi à l'équilibre de vie et à la santé de chacun de mes patients. Recevez ma sincère gratitude et soyez sûrs de mon profond respect.

Au docteur Yann Rougier,

pour sa confiance et sa conscience humaine incomparable. Sa passion pour les neurosciences appliquées l'a conduit à développer des outils de santé pratiques ainsi que les 5 facteurs du vivant pour aider chacun à devenir pleinement acteur de sa santé. Notre rencontre, notre amitié et notre collaboration sont précieuses. J'en mesure chaque jour la valeur.

À Alix Lefief-Delcourt,

pour son intérêt, sa confiance, son professionnalisme et son expérience au service de la rédaction de ce livre.

À D.,

parce que l'essentiel est invisible pour les yeux. Merci pour ton soutien au quotidien.

Table des matières

Cet ouvrage est composé de matériaux issus de forêts bien gérées certifiées FSC®, de matériaux recyclés et de matériaux issus d'autres sources contrôlées.

Le Forest Stewardship Council® est une organisation internationale non gouvernementale qui encourage une gestion écologiquement adaptée, socialement bénéfique et économiquement viable des forêts de la planète. Pour en savoir plus, consultez le site www.fsc.org

FSC www.fsc.org
MIXTE
Papier | Pour une gestion forestière responsable
FSC® C022829

Achevé d'imprimer en septembre 2022
sur les presses de la Nouvelle Imprimerie Laballery
58500 Clamecy
Dépôt légal : octobre 2022
N° d'impression : 209132

Imprimé en France

La Nouvelle Imprimerie Laballery est titulaire
de la marque Imprim'Vert®